国家古籍整理出版专项经费资助项目

U0388813

脏虽皆有风，而独肝经甚多易入。盖肝主筋属木，受之则筋缓多挛，
不遂，病瘫痪舌沿牙症。治法：初得，即开关理气，徐理其风。及其久也，
气顺则痰消，徐理其风。
又不活血峻用防风，天麻、羌活之类也。中痰有真中，类中，
中，有中腑者，中脏者，中经之不同，中腑者，多有四肢不仁，
浮而恶风类，四肢拘急不遂，中脏者，则有六经形症。治法：
侧，皆闭中脏也。治法：加减小续命汤发其表，口不能言，
十全大补，四物之剂。脏腑兼见者，朋脏汤加清热养血药
无便溺阻隔，但肢不能举，口不能言，此邪中于经也。先表后通
九窍，故唇缓失音，耳聋，目瞀，大小便秘结，辛凉之剂，
宜下不可过下。恐损荣气，通其滞而和之，又当从乎中治
治，河间主火，东垣主气，丹溪主痰，慎仆卒倒此气虚也，
加参芪竹沥，防风通圣散，在上，凉膈散，口眼歪斜，半身不遂，
法。在表，防风通圣散，脉数，类中痰者多，口眼歪斜，此痰
症也，治宜二陈导痰等汤。大抵真中者少，外感内伤当轻重，重于
外者，先驱风邪，尚后补中气，气血两虚而挟痰，治以散其标而
者，八物汤加减治之，治以滋补为君，以散邪为臣使，其心火血两
科中气，而至半不遂，大率多痰虚，姜汁，竹沥，用二陈合四君子汤，
痰疑者，用二陈合四君子汤，初中卒倒，不省人事，急以生半夏末，
者生，无疑者乃肺绝，死。痰涎壅塞，口眼歪斜，细辛为末吹入鼻中，
不愈，再用瓜蒂，死。若虚华倒者，几虚中症，虽有痰涎，尤能进
吐，喉中老痰弱者不可轻之，气虚卒倒不语，有涎者先服
水齐，先进苏合丸通窍，随证顺气散，然退目利，诸中，或已苏，
或未苏，急然吐出红紫血者死。外感内伤当轻重，
口开心绝，手撒脾绝，眼合肝绝，红花仟物
筋痛，发直，摇头上窜，仰卧如妆，汗缀如珠，此皆不治之症，
绕或可治。脉浮迟者吉，急疾者凶；寸脉有，尺脉无，
脉有，寸脉无，当下不下者死。
            者，寸脉无，人脉无，当吐不吐者，死，尺
詩学士云：暴怒伤阴，暴喜伤阳，忧愁不已，气多厥逆，
昏窒，牙关紧急，若中风则身温为异平，不可作中风治，
宜进苏合香丸。凡用乌药顺气散或八味顺气散，
花溪老人云：中风非气体先虚，必有风邪直中，
手足不举，语语蹇涩，甚者人事不省症候，
类中之分，是见理不真之论也。按：中风者，气体先虚，然后风邪中之者，
理也。所谓邪之所凑，其气必虚足也。
但常见有人心火暴甚，痰涎壅塞，无竟发

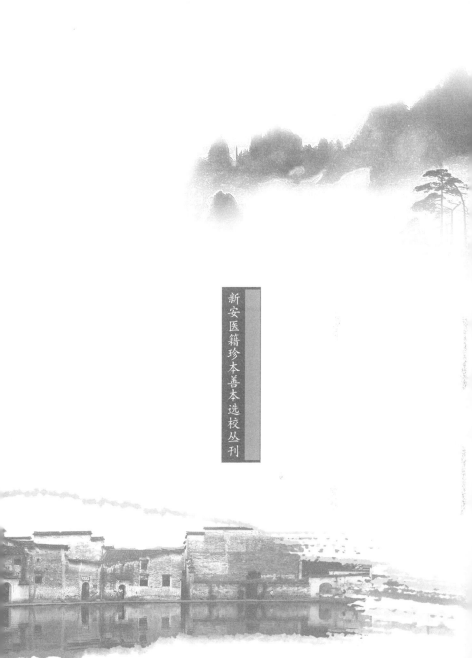

新安医籍珍本善本选校丛刊

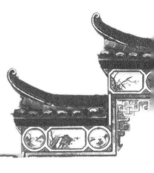

新安医籍珍本善本选校丛刊

总主编 王键 陆翔

医学入门
万病衡要

清·洪正立 编撰

陆翔 张若亭 校注

人民卫生出版社

图书在版编目（CIP）数据

医学入门万病衡要 /（清）洪正立编撰；陆翔，张若亭校注 .
—北京：人民卫生出版社，2018
（新安医籍珍本善本选校丛刊）
ISBN 978-7-117-26356-6

Ⅰ.①医… Ⅱ.①洪…②陆…③张… Ⅲ.①医话 – 中国 – 清
代 Ⅳ.①R249.49

中国版本图书馆 CIP 数据核字（2018）第 072178 号

人卫智网	www.ipmph.com	医学教育、学术、考试、健康，
		购书智慧智能综合服务平台
人卫官网	www.pmph.com	人卫官方资讯发布平台

新安医籍珍本善本选校丛刊
医学入门万病衡要

编　　撰：清·洪正立
校　　注：陆　翔　张若亭
出版发行：人民卫生出版社（中继线 010-59780011）
地　　址：北京市朝阳区潘家园南里 19 号
邮　　编：100021
E - mail：pmph @ pmph.com
购书热线：010-59787592　010-59787584　010-65264830
印　　刷：北京铭成印刷有限公司
经　　销：新华书店
开　　本：889 × 1194　1/32　　印张：11
字　　数：220 千字
版　　次：2018 年 3 月第 1 版　2018 年 3 月第 1 版第 1 次印刷
标准书号：ISBN 978-7-117-26356-6
定　　价：58.00 元

《新安医籍珍本
善本选校丛刊》
编委会名单

前言

　　新安医学是有代表性的地域性中医学术流派之一。新安位于古徽州地域，自南宋至清末，新安医家秉承儒学之风，勤于实践探索，勤于著书立说，形成自身特色，为中医药学的传承发展作出了重要贡献。在800多年绵延不断的历史进程中，产生了有志记载的医家800余位，医籍800余种，现存者近400种。本次《新安医籍珍本善本选校丛刊》是从现存新安医籍中选取9种在文献版本、医学学术上均具有较高价值的珍善本医籍，通过研究整理校注后出版。

　　此次《新安医籍珍本善本选校丛刊》书目的选定，注重学术特色与价值，同时把握以下原则：

　　（1）以选择未经现代整理校注出版者为主，对个别已经他人整理校注出版而确需再校注者，可选入此次书目。

　　（2）目前存本较少但又不失为善本者，其中也包括海内孤本，整理校注出此书对现代利用罕少版本医籍有所帮助。

　　（3）在中医的某一方面的学术价值较高，或对入门学习中医有所帮助者，整理校注出版对现代学习与研究有所裨益。

（4）整理校注出版此书对了解著者在某一方面的研究思路有所帮助，或使某位医家著作的现代整理校注本得以成全。

现将选定的9种医籍情况概述如下：

1.《脉症治方》（约成书于1568年，吴正伦编撰）该书强调治病必须脉、症、治、方四者相承，将《伤寒论》的病证归纳为"有表实、有表虚、有里实、有里虚、有表里俱实、有表里俱虚、有表热里寒、有表寒里热、有表里俱热、有表里俱寒、有阴症、有阳症"12个类型，对后世研究《伤寒论》颇有启示。吴正伦认为温疫乃"杀厉之气，严寒之毒"，系四时不正之气，传染性强，应于春秋间服药预防。此外，该书还记载了重用土茯苓治疗梅毒的案例，是一部理论与实际紧密结合的医著。

本次校注以上海科学技术出版社1992年版《明清中医珍善孤本精选十种》影印"中华医学会上海分会图书馆珍藏清代康熙癸丑年（1673）刊本"为底本。

2.《程氏释方》（成书年代不详，程伊编撰）该书共释方800余首。分为中风、伤寒、伤暑、湿证、燥结、火、疟疾、痢疾、泄泻等49门。每方"取方训义，集药为歌"。释文依据历代医籍，附以己见，阐奥释疑，有助于对方剂的理解运用；并将每方药物组成编为五言或七言歌诀，以便记诵。

本次校注以中华书局2016年版《海外中医珍善本古籍丛刊》影印日本国立公文书馆内阁文库藏明嘉靖刊本《程氏释方》为底本。

3.《证因方论集要》（成书于1839年，汪汝麟编撰）该

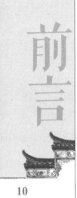

书博采众方，尤以喻嘉言、王晋三之方为多。列有51种病证，其中内科杂症较多。作者以为伤寒六经表里条例繁多，所以未有收载。全书"证各有因，因各有方，方各有论"，理法方药规范，条理有序，是一部切合实用的方书。

本次校注以中医古籍出版社1986年版《中医珍本丛书》影印"中医研究院图书馆藏清道光二十年庚子（1840）无止境斋刻本"为底本。

4.《方症会要》（初刊于1756年，吴玉楷、吴迈编撰）该书共收46种病症，以内科疾病为主，每病有论有方，其论多结合经旨及临证体验而发，是一部较为实用的方论医书。

本次校注以中医古籍出版社1985年版《中医珍本丛书》影印"中医研究院图书馆藏清乾隆二十一年（1756）吴氏家刊本"为底本。

5.《医学入门万病衡要》（成书年代不详，洪正立编撰）该书以内科时病、杂病证治为主，兼及妇科诸疾，共收集80多个病证，汇为一册。书中辑取刘河间、陶节庵、李东垣、朱丹溪和陈自明之热病、伤寒、杂病、妇科病等前贤有关的论述，以及朱肱、许叔微、杨仁斋、虞花溪及《局方》《世医得效方》等医著，并结合本人临证心得，对辨证用方加以阐发，是一部既有一定的理论高度，又有一定的临证实践认识的方书。

本次校注以中华书局2016年版《海外中医珍善本古籍丛刊》影印日本国立公文书馆内阁文库藏清顺治十二年（1655）序刻本为底本。

6.《本草备要》（初刊本）（刊于1683年，汪昂编撰） 该书为作者的初刊本，全书由博返约，创新编撰体例，按自然属性将所载428种药物分为草部、木部、果部、谷菜部、金石水土部、禽兽部、鱼虫部、人部8部。每种分正文和注文。书中记述了"暑必兼湿"、冰片"体热而用凉"等新说，是一部学术价值较高的普及性本草著作。相较于增订本，初刊本虽在药物数量及个别认识上有所差异，但对了解作者编撰该书的原创学术思维具有重要的意义。

此次校注是以中医古籍出版社2005年版《海外回归中医古籍善本集萃》影印清康熙二十二年（1683）延禧堂藏板、还读斋梓行刻本为底本。

7.《山居本草》（初刊于1696年，程履新编撰） 该书收药1300余种，每药列入正名、别名、鉴别、炮制、性味、功能主治、用法、宜忌、附方等项。卷后列辨药八法，是一部集本草和养生于一体的综合性本草著作，对养生保健与食疗有一定参考价值。

本次校注以中医古籍出版社1995年版《中医古籍孤本大全》影印清康熙三十五年（1696）丙子刻本为底本。

8.《医读》（初刊于1669年，汪机撰、程应旄补辑） 该书分为药性、脉候、病机、方括四部分。为方便记诵，药性、脉候、病机三部以四言为句，方括部分则以七言为句，缀以韵语。书内计载本草151味，辨内、外、妇、儿、五官各科病症95种，列医方282首。所述皆为有本之论，且化繁为简，由博返约，是一本颇为实用的医学入门读物。

本次校注以中华书局2016年版《海外中医珍善本古籍丛刊》影印日本国立公文书馆内阁文库藏江户时期覆刊本《汪石山先生医读》为底本。

9.《家传课读》（初刊于1878年，戴葆元编撰） 该书将《金匮要略》《温病条辨》《临证指南医案》三书内容和方剂进行专篇论述，是以歌括方式再加工而成的一部便于初学者诵读记忆和应用的书。

本次校注以中国中医科学院图书馆藏光绪四年（1878）思补堂藏板刻本为底本。

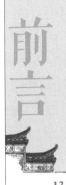

本丛书是在2015年安徽省地方特色高水平大学建设项目研究的基础上组织整理的，2016年被人民卫生出版社列入出版计划，并得到全国古籍整理出版规划领导小组办公室2017年度"国家古籍整理出版专项经费资助项目"立项支持。

在选题与校注研究和出版过程中，得到余瀛鳌、王旭东、王振国、陈仁寿等专家的大力推荐与指导，在此表示衷心的感谢。

由于水平有限，校注工作中难免有欠妥之处，望同道与广大读者批评指正。

《新安医籍珍本善本选校丛刊》编委会
2018年1月

内容
摘要

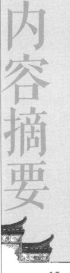

　　《医学入门万病衡要》共6卷，成书年代不详，明末清初洪正立编撰。

　　全书以病证分类，共计77种温病、伤寒、内伤杂病、五官、妇产等常见病证。每类先述医理，后附方药，又有"谨按"参之己意。为一部言简意赅、便于实用的方书。

风邪既盛，有随气上行，猝然昏倒，盖肝主筋属木，受之则筋缓不收，所以有歪斜
不遂，瘫痪等症。治法：初得，即开窍理气，
气顺则痰消，徐理其气，及其久也，即当防风，天麻、羌活等，即当养血活血，
又不活血，使用防风，天麻、羌活，若不先顺气，遽用乌、附
中，有中脏、中腑之别，中腑者，多着四肢，故而加五也；有表症也
浮而虚者。四肢拘急不仁，现六经形症，或中身之前，或中身之后，脉
侧虽浮而虚，故唇缓失音，鼻塞耳聋，目瞀，大小便秘结者，此中脏也。
九窍。故唇缓失音，鼻塞耳聋，药必兼用，先表后攻。通其滞也，内
十全大补，四物之剂。或兼见于皮肤之间者。宜从乎中气，宜汗之。当从乎中气，宜汗之。

治。宜下不可过下，恐损荣气，宜下之，此气血虚也，损折卫气，先
河间主火，丹溪主热与痰。偏枯，口噤，筋急拘挛，手足不仁，此气虚也，治
补血养经，或二陈汤加清热养血药。中腑易治，大秦艽汤加
补中益气。俱痹壅滞，在上，凉膈散，口眼歪斜，半身不遂，此痰
法，在表防风通圣散。大抵真中者少，类中者多。治中者，先于
痿症。治宜二陈导痰等汤，以散风为君，以补养为臣，重于补
外肖，先驱风邪，而后补中气，治以逐补为君，以散邪为臣，其
补中气为君。先驱风邪，治宜清热化痰，养血顺气。一用风药须不
中风邪，而后调补其气，不遂歪斜者，大秦艽汤，中右，属痰与气，拟实，竹沥、姜汁；
者，生，无定准也，以生半夏末、皂角末，吹入鼻，细辛为末吹入鼻中。不
者生，重再吐，轻用瓜蒂末一钱，重者五分，入麝少许，以鹅毛探，
姜汁，中右，属痰与气，拟实，竹沥、姜汁；初中卒倒，不省人事，俱当用吐法。一有噎
旋踵。半身不遂，大率多痰，中左，属死血少血，宜养血顺气，一用风药须
不愈，唯年老虚弱者不可轻，随进顺气散不可利小便，然迟自利，诸中
吐，吐出红紫血者死。

或未苏，先进苏合丸通窍，随进顺气散，不可利小便，然迟自利，诸中
水者，急然吐出红紫血者死。
口开心绝，手撒脾绝，眼合肝绝，溲溺遗失肾绝，尤能进汤
或未苏，鼻鼾肺绝，面赤如妆，汗缀如珠，此皆不治之症。然止见一症
，脉浮缓者，吐沫直视，喉如鼾睡鼾绝，肉脱，以鹅毛探
筋瘫，发直，摇头上窜，面赤如妆，汗缀如珠，此皆不治之症。
犹或可治，脉浮迟者吉，急疾者凶，尺脉有，足脉有，
脉有寸脉无，当下不下者死；当下之者
许学士云：暴喜伤阳，暴怒伤阴，忧愁不已，气多厥逆，往往见此
口眼歪斜，
昏聩，失音卒急，此名中气，脉伏身温气急者，中风则身温多痰涎，若中气则身凉无痰，又云：无痰
宜进苏合香丸，扶筋用乌药顺气散，八味顺气散，然后见有恶仆恶寒等症候，
花溪老人云：中风者气体先虚，甚者人事不知，语涩痰壅，若无风邪心无此等症候。须
手足不举，语言謇涩，必有风症。若无风邪而言涩，然后见风痰中之者
中，乘中之分是见理不真之论也。按，中风者气体虚弱，然后风邪中之者，
理也。所谓邪之所凑，其气必虚是也。但常见有人心火暴盛，痰涎壅盛，无毫发

校注
说明

　　《医学入门万病衡要》，又名《医学入门衡要》《洪参岐医衡》《万病医衡》，6卷，明末清初人洪正立编撰。一说龚廷贤原辑，应系书商托名之误。成书年代不详。

一、作者生平简介

　　洪正立，字参岐，生卒年不详，明末清初时歙县人，著有《医学入门万病衡要》（下简称《万病衡要》）6卷。日本丹波元胤所著《医籍考》中载引自《赖古堂藏弄集》："周亮工曰：歙人洪参岐以医名吾梁。"

二、版本简介

　　《万病衡要》行世既久，多家书目亦有记载。最早记载本书的是《医籍考》，该书卷六十三曰："洪氏正立《医衡》六卷，存。周亮工曰：歙人洪参岐以医名吾梁，著有《医衡》，王雷臣为复刻之。"国内最早记载本书的是《中医图书联合目录》，该书曰："《医学入门万病衡要》六卷，1655。（明）龚廷贤（云林）原辑〔金谿〕，（清）洪正立编录〔新安〕，（日）松下见林校正。1. 延宝五年（1677）据回春馆板重刊，唐本屋喜右卫门板行（书签作《万病医衡》、序之首行仅作《医衡》、书口作《洪参岐医衡》、正文首行又作《医学入门衡要》）。2. 天和三年（1683）伊藤五郎兵卫绣梓（即延宝五年唐本屋喜右卫门板改题）。"

《万病衡要》版本不多。《赖古堂藏弄集》中提到的王雷臣复刻本已无从寻觅。现存版本有：中国中医科学院图书馆藏清顺治十二年乙未（1655）序刻本、中国中医科学院图书馆藏日本延宝五年丁巳（1677）唐本屋喜右卫门刻本、中国中医科学院图书馆藏日本天和三年癸亥（1683）伊藤五郎兵卫刻本，据中国国家图书馆藏清顺治十二年乙未（1655）序刻本制作的缩微胶卷本。影印本有两种：1985年中医古籍出版社《中医珍本丛书》影印出版日本延宝五年刻本，2016年中华书局《海外中医珍善本古籍丛刊》影印出版日本国立公文书馆内阁文库藏清顺治十二年序刻本。

三、校注方案

（一）版本选择

《万病衡要》现存最佳版本为清顺治十二年序刻本。本次校勘采用《海外中医珍善本古籍丛刊》影印日本国立公文书馆内阁文库藏清顺治十二年序刻本（简称"顺治本"）为底本。采用日本延宝五年唐本屋喜右卫门本（简称"延宝本"）与天和三年伊藤五郎兵卫刻本（简称"天和本"）为对校本。

他校本如下：

人民卫生出版社1992年版《黄帝内经素问校注》。

清康熙丁巳（1667）还读斋刻本《苍生司命》。

清乾隆二十一年（1756）吴氏家刊本《方症会要》。

（二）校注原则

1. 遵循《中医药古籍整理工作细则（修订稿）》，对原书内容不删节、不增补。

2. 全书繁体字转化为规范简化字，文字排列为横排，加现代标点。

3. 底本中的异体字、俗字、古字、借字，保留原字，出注释之。

4. 底本中字形属一般笔画之误，如属日、曰混淆，己、巳不分者，径改，不出校。

5. 对生僻词语，先用汉语拼音加直音方式注音，简要注释；正文已有字义解释者，仅注音，不注释。

6. 原文"右"字，因竖排改为横排，均改为"上"。

7. 底本、校本皆有脱文，或模糊不清难以辨认者，则以虚阙号"□"按所脱字数一一补入；如果无法计算字数的，则用不定虚阙号"☑"补入。

8. 保留底本中总目录，置于正文前，另据正文内容形成新的目录。各卷之首原有"鉴金之甫，新安洪正立编录……芝城陶启瀚校正"等字样，今删。

校注者：陆翔　张若亭

2017年12月

，舌强不语，气必上壅，痰随气上，停留咽喉，
脏虽皆有痰，而独肝主筋，经络最为易入。受之则筋缓不荣，所以多偏枯歪
不遂，瘫痪舌强等症。治法：初得之则开痰理气，
气顺则疾消矣。及其久也，即当养血活血，若不先顺气，
又不活血，肯仰朋也。治法：加减小续命汤发其表，大小便秘结者，皆中风之真
中也，故昏愦失音，歪斜暴喑，目瞀，大小便秘结者，皆中脏也，通其痰带，调以通圣凉泻之剂
九玲，肯中朋也。治法：加减小续命汤发其表，中风有真中，有类中，
徒见防风汤，天麻，其活血，即当养血活血。若不先顺气，
侧，皆中朋也。治法，现六经形症。或中府之后，有表症，脉浮
浮而恶风寒者，中府之不同，现六经形症。或中脏也，脉沉
十全大补汤，四物之剂，皆中脏也，调以通圣凉泻之剂
无使溺阻隔。但脏形见者，药必兼用，大小便秘结者，皆中脏也，通其痰带，调以
补血养经，或二陈汤加清养血药，中脏易治，中府难治，
治，河间主火，东垣主气虚者，先表后通，或外无六经形症，内
同治，河间主火，东垣主气虚者，为君，或从乎中治，
宜下不可过下，恐损荣气。中经有汗，宜养血通气，此火也，治宜
亳无风邪，而后补中气，其心火暴甚，痰涎壅塞，先于
加姜汁，竹沥，痰涎壅盛，在上，凉膈散，重于解郁理重，先
法，防风通圣散，偏枯，口禁，筋急拘挛，僵仆卒倒，此气虚也，
者，八物汤加南星，半夏，枳实，竹沥，姜汁，不省人事，急治人中
姜汁，中府，属痰与气虚，用二陈合四君子汤加竹沥，姜汁，气血两虚而挟痰火
旋踵。半身不遂，大率多痰，中左，属死血少血，宜四物汤加桃仁红花竹沥
，先进苏合九通窍；随进顺气散，不可利小便；见中症，虽有痰涎尤能进汤
水者，唯年老虚弱者不可轻吐，气虚早有痰者，孙尤许以鹅毛探吐以
吐，急下之者凶，十病无一生者，尺脉无，当吐不吐者，死；尺
吐，轻用瓜蒂末一钱，重者，稍加藜芦五分，入麝少许，俱当用吐法，一吐风药祸不
者生，无喘者死，面赤如妆，汗缀如珠，此皆不治之症，然止见一症者，尺
愈，再论。痰涎壅塞，口噤不语，有喷如豕者，急治人中，有嚏者可治
不愈，急喘出红紫血者，死；手撒脾绝，口开心绝，遗尿肾绝
咸未苏，急然吐出红紫血者，死，喉如鼾睡肺绝，肉脱
汗学士云，暴怒伤阴，暴喜伤阳，沉迷不已，气多厥逆，往往释此疾，便觉涎潮
口开心绝，手撒脾绝，眼合肝绝，遗尿肾绝，喉如鼾睡肺绝，尺
昏塞，脉伏身冷，此名中气，若中风则身温多痰，不可作中风治
筋痛发直，摇头上窜，面赤如妆，汗缀如珠，此皆不治之症，然止
宜进苏合香九，续用乌药顺气散或八味顺气散
优或可治，脉浮迟者，吉，急疾者，凶，十死无一生者，尺
花溪老人云：中风者气体先虚，若无风邪必见此等症候，又云：无真
中，类中之分是见理不真之论也。按：旦昔见有人口火痰壅，痰涎壅塞，无管及
理也。所谓邪之所凑，其气必虚是也。

医衡序

　　上古书契①未作，初无所谓医书也。自神农著《本草》，黄帝作《内经》，而后世始有传。孔子纂定"六经"，其于载籍极慱②矣，惟③有《素问》诸书不少概见，是道也。余常疑之，不知病之来也，皆由平日七情六欲不能致谨，浸淫渐渍，然后发于一朝。孔子太和元气与天地合德，与四时合序，方赖其参赞位育之功，曷有于金石草木之味哉？吾观《乡党》一篇，燕处服食，寒暑罔愆④，使其人寻尝日用，率循圣人，何病之有？则又不言医而深于医者也。余昆弟素不事医，日侍先大人文孝公疾，调治药饵，朝夕以之，得洪生《医衡》数帙，其说甚约，其理甚精，读者不病其浩繁，作者已究其奥旨，梓布当世，以宣好生，人能未病保摄，庶几孔子慎疾

---

① 书契：指文字。

② 慱（tuán团）：同"团"。满。

③ 惟：同"唯"。只有。

④ 罔愆（wǎngqiān网千）：罔，不。愆，违背。

之意。万一遇病，并不至自误误人，于以跻①世如春，其有当乎！昔苏轼有云：人臣之进忠，譬如医者之用药，药虽进于医手，方多传于古人，若已经效于世间，不必皆从乎己出。余之于医也亦云。

　　　　顺治乙未菊月上浣吉旦晋宁上官铋题于匪莪厽②

---

① 跻：达到。
② 厽：古同"斋"。

医学
引言

　　医书极博①，苦无统要，如《素问》，东垣"病机"②"医方"③，医学权舆④，非不善也，然皆各自成帙，学者有所不便。《伤寒论》《活人书》《百问歌》，非不美也，然非幼读不能成诵。《医经小学》法全辞略，真可以入门也，而《局方》又有所未备，且意太简，学者亦难了悟。予因细将诸书，如温暑则纂刘河间⑤《原病式》，伤寒以《陶氏六书》为主，并参《伤寒论》《活人》《百证》《仁斋直指》等方，内伤杂病纂东垣、危氏，各效名方，及丹溪用药总法。女科以《妇人良方》为主，每病则首载症、论于前，又录"谨按"用药主佐，以明发散表里之宜，救补导化之要，更附似症、非症于

---

① 愽（tuán团）：忧愁。
② 病机：指《脾胃论》所论脾胃病机。
③ 医方：指《东垣试效方》所论方理。
④ 权舆：起始。
⑤ 间：原作"涧"，据文义改。下同。

末，使医者察症而知病源，随病而治合症。如圣门之四书五经，学者不可以其近而忽之，诚医学入门要书、万病回春秘本也。爰公诸天下，以寿天下保身，哲士自当珎[①]赏云。

洪正立谨识

---

① 珎：同"珍"。

目录

卷之三

卷之四

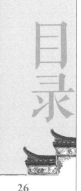

卷之五

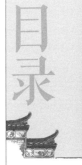

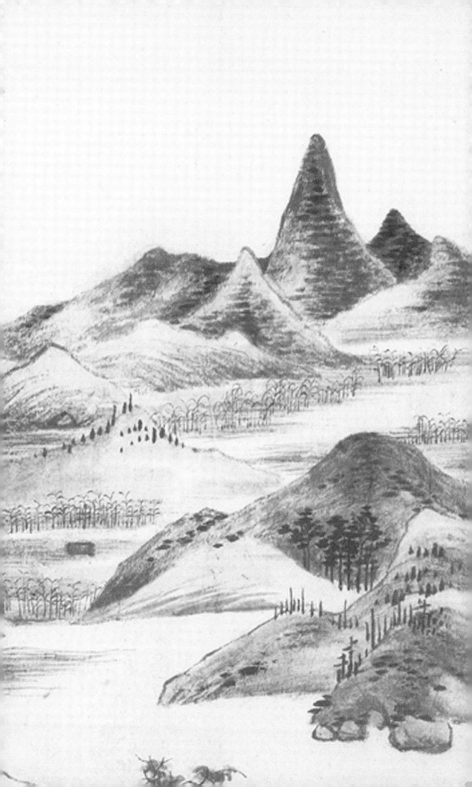

卷之一

中风、真中、类中论

花溪老人①云：中风者，气体先虚，必有风邪真中，然后见有暴仆、暴瘖②、口眼歪斜、手足不举、言语蹇涩，甚者人事不省等症。若无风邪，必无此等症候。又云无真中、类中之分。是论也③，尤见理未真之过也。按：中风者，气体④先虚，而后风邪中之者，理也，所为⑤"邪之所凑，其气必虚"是也。但予常见有人心火暴盛，痰涎壅塞，无毫发风邪襍⑥于其中，而前症悉见，随用清热养血、化痰顺气之剂而愈者，即东垣所谓"本气自病"，河间所谓"将息失宜，心火暴盛"，丹溪所谓"湿热相生"，此三者类乎中风，而实非中风也。一用风药，祸⑦不旋踵，安得不指出此症，使后学知之乎？此类中之说所由起也。但此症当另列一条，而不襍于中风之条，如昔人谓四症似伤寒，而不列于伤寒之条，则明白而易知矣。若老人谓无类中，皆真中，恐使后人临症不明，反增人病，

4

辨之奚容已乎？其言标本缓急之论，轻①重攻补之宜，则至善而不可没，大有功于后学也。

---

① 轻：原作"经"，延宝本亦作"经"。据《苍生司命·卷一·中风真中类中论》改。

之
一

中风证

　　天地间，惟风无所不入，人受之者，轻则为感，重则为伤，又重则为中。中风之证，卒①然晕倒，昏不知人，或痰涎壅盛，咽喉②作声，或口眼歪斜，手足瘫痪，或半身不遂，舌强不语。风邪既盛，气必上壅，痰随气上，停留壅塞，昏乱卒倒，皆痰之为③也。五脏虽皆有风，而犯肝经为多，盖肝主筋，属木，风易入之，肝受风则筋缓不荣，所以有歪斜、不遂、瘫痪、舌强等症，治之之法：初得之，即当开痰理气。《经》云：善治风者，以气理风。气顺则痰消，徐理其风。及其久也，即当养血滑④血。若不先顺气，遽用乌、附，又不滑血，徒用防风、羌⑤活、天麻辈⑥，吾未见其能治也。中风有真中、类中，真中有中腑、中脏、中经之不同。中腑者多著四肢，故面加五⑦色，有表症，脉浮而恶风寒，四肢拘急不仁，现六经形症。或中身之前，或中身之后，或中身之侧，皆中腑也。中脏者多滞九窍，故唇缓失音，鼻塞耳聋，目瞀，大

---

　① 卒：通"猝"。下同。
　② 喉：同"喉"。下同。
　③ 之为：延宝本同。《苍生司命·卷一·中风证》作"为之"。
　④ 滑：延宝本同。《苍生司命·卷一·中风证》作"活"。义胜。
　⑤ 羌：同"羌"。下同。
　⑥ 辈：同"辈"。下同。
　⑦ 加五：延宝本同。《苍生司命·卷一·中风证》作"如土"。义胜。

小便秘，皆中脏也。治法：中腑者，加减小续命汤发其表，调以通圣辛凉之剂；中脏者，三化汤通其滞，调以十全大补^①之剂；腑脏兼见者，药必兼用，先表之，而后通之可也。其或外无六经之形症，内无便溺之阻隔，但肢不能举，口不能言，此邪中于经也，又当从乎中治，宜大秦艽^②汤补血养筋，或二陈汤加清热养血药。中腑者，易治，宜汗，亦不可过汗，损其卫气。中脏者，难治，宜下，亦不可过下，损其荣气。中经者有汗，下之戒，只宜养血通气。类中亦有不同，河间主火，东垣主气，丹溪主热与痰。彊^③仆卒倒，此气虚^④也，治宜六君子汤加竹沥、姜汁。痰涎壅盛，偏枯口噤，筋急拘挛，筋反纵^⑤，脉数，此火也。治法：在表，防风通圣散；在上，凉膈散。口眼歪斜、半身不遂、涎多不语，此痰症也，治宜二陈、导痰等汤。大抵^⑥真中者少，类中者多，外感内伤当辨轻重，重于外感者，先驱风邪而后补中气，治以散风药为君，而以补损药为臣、使；重于内伤者，先补中气而后驱风邪，治以滋补药为君，而以散邪药为臣、使。其心火暴盛、痰涎拥^⑦塞，无毫发风邪，而㖞斜、不遂等症悉具者，治宜清热化痰，养血顺气。一用风药，祸不旋踵。半身不遂大率多

---

① 十全大补：延宝本同。《苍生司命·卷一·中风证》在其下有"四物"二字。
② 艽：原作"芄"，据理改。下同。
③ 彊：通"僵"。
④ 虚：同"虚"。下同。
⑤ 纵：通"疭"。
⑥ 抵：原作"柢"，据文义改。
⑦ 拥：壅塞，阻塞。

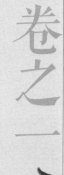

痰，在左属死血少血①，宜四物汤加桃仁、红花、竹沥、姜汁；在右属痰与气虚，用二陈合四君子加竹沥、姜汁；气血两虚而挟痰者，八物汤加南星、半夏、枳实、竹沥、姜汁。初中卒倒，不省人事，急掐人中，提头顶发。口噤不能进药，急以生半夏为末，吹入鼻中，或以皂角、细辛为末，吹入鼻中，有嚏②者生，无嚏者肺绝死。痰涎壅盛、口眼㖞斜、舌强不语，皆当用吐法，一吐不愈，再吐，轻者用瓜蒂末一钱，重者用稀涎散加藜③芦五分，入麝少许，以鹅翎探吐，惟年老虚弱者不可吐，气虚卒倒者不可吐。凡中经，虽有痰涎，犹能进汤水者，先进苏④合丸通窍，随进顺气散。凡小便不利者，不可利小便，热退自利。诸中或已甦⑤，忽然吐出红紫血者，死。

不治症

口开（心绝），手撒（脾绝），眼合（肝绝），遗尿（肾绝），吐沫直视，鼻如鼾睡（肺绝） 肉脱筋痛，发直，摇头，上窜，面赤如狂，汗㵞⑥如珠，皆不治症（若止见一症，或可治）。

脉迟浮者，吉；急疾者，凶；寸脉有，尺脉无者，当吐，

---

① 死血少血：延宝本同。《苍生司命·卷一·中风证》作"瘀血血虚"。
② 嚏（tì替）：同"嚏"。下同。
③ 藜：同"藜"。今统用"藜"。
④ 苏：同"蘇"。下同。
⑤ 或已甦：延宝本同。《苍生司命·卷一·中风证》下有"或未甦"三字。
⑥ 㵞（chuò绰）：同"啜"。犹流貌。

不吐者死；尺脉盛，寸脉无者，当下，不下者死。

附中气证

许学士云：暴怒伤阴，暴喜伤阳。忧愁不已，气多厥逆，徃徃[1]得此疾，便觉涎潮昏塞，牙关紧急，脉伏身寒，此名中气，若中风，则身温为异耳。不可作中风治，宜先进苏合香丸，续用乌药顺气散或八味顺气散。

附胃风证

丹溪曰：胃风为病，初饮食讫[2]，乘风凉而致，其证饮食不下，形瘦腹大，恶风，头多汗，膈塞不通，脉右关弦而缓带浮，胃风汤主之。

治中风方

小续命汤

治卒暴中风，不省人事，或半身不遂，或口眼㖞斜，手足战掉，语言塞涩，神昏气乱。

麻黄去节，八分　人参去芦，八分　黄芩去腐，八分　芍药八分　甘草炙，四分　川芎七分　附子炮去皮脐，半钱　防己七分　肉桂去皮，七分　防风去芦，一钱　杏仁去皮、尖，麸炒，五分

---

① 徃：同"往"。下同。
② 讫：完毕。

中风证

上咬咀，共作一帖，生姜三片，水二盏，煎至一盏，去滓，通口服。

谨按：用肉桂、麻黄通血脉，开腠理，助防己、防风以散风，人参、杏仁以救肺，川芎、白芍以养血，黄芩胜热，甘草和药，佐附子引诸药，以行经络，兼善散风。

三化汤

治中风，外有六经之形证，先以加减续命汤随证治之；内有便溺之阻隔，复以此导之。

厚朴姜制　大黄　枳实　羌活等分

上咬咀，每服三两，水三升，煎至一升半，终日服之，以微利则已。

谨按：用枳实、厚朴以行气，大黄攻热以通大便，羌活驱风。

大秦艽汤

治中风，外无六经之形证，内无便溺之阻隔，知为血弱不能养于筋，故手足不能运动，舌强不能言，宜养血而筋自荣。

秦艽　石膏各三两　甘草　川芎　当归　羌活　独活　防风去芦　黄芩　白芍药　吴白芷　白术　生地黄　熟地黄　白茯苓各二两　细辛五钱

上咬咀，每服一两，水二盏，煎至一盏，去滓，通口服。

谨按：用秦艽、羌活、独活、防风、白芷、细辛以散风，风胜不无燥也，故以归、芎、芍、地以救血，茯苓、甘草、白术以补脾气，石膏、黄芩以去热。

乌药顺气散

治男子、妇人一切风气攻注四肢，骨节疼痛，肢体顽麻，手足瘫患①，言语塞塞者，宜先服此药踈②通气道，然后进以风药。（气升上为逆，降下为顺，顺气者，正所谓降气也。）

麻黄去根节　陈皮去白　乌药各二两　白芷　川芎　枳壳去穰，面炒　桔梗各一两　干姜炮，半两　殭③蚕一两　甘草一两

上咬咀，姜水煎服。

八味顺气散

凡中风之人，先服此药顺气，后进风药。

白术一钱　白茯苓八分　青皮七分　陈皮七分　白芷六分　乌药六分　人参八分　甘草四分

每服六钱，水一盏，煎半盏，温服，仍以酒化，蘸合香丸间服，妙。

谨按：此方用人参、茯苓、白术、甘草等，以补中气为本，白芷、台乌、青皮、陈皮，治风行气为标。

防风通圣散

治热极生风，大便秘结。

防风　枝子④　川芎　薄荷叶　石膏　滑石　当归　麻黄　黄芩　甘草　芍药　连翘　桔梗　荆芥　大黄　白术　芒硝

---

① 瘫患：今用"瘫痪"。
② 踈：同"疏"。下同。
③ 殭（jiāng僵）：僵硬。
④ 枝子：今统用"栀子"。下同。

（将硝制过者是）

上为末，每服三钱，水一大盏，生姜三片，煎至六分，温服。

谨按：用黄芩、枝子、连翘、石膏以胜热，防风、荆芥、麻黄、薄荷以散风，当归、川芎、白芍以养血，大黄、芒硝通大便以下热，滑石利小便以渗热。夫重寒之剂性易坠，故令桔梗载诸药，不令速沉，少佐甘草，以和药性。

豨莶①丸

治中风，口眼喝斜，时吐涎沫，语言蹇涩，手足缓弱。

豨②莶草（一名火杴草，生于沃土间，带猪苓气者是）。

上五月五日、六月六日收採③，洗去土，摘其叶，不拘多少，九蒸九暴，每蒸用酒蜜水洒之，蒸一饭久，暴干为末，炼蜜丸如梧桐子大，每服百丸，空心温酒、米饮任下。

搜风顺气丸

治肠胃积热，以致膈间痞闷，大便结燥，小便赤涩，肠风痔漏，腰膝酸疼，肢节顽麻，手足瘫痪，行步艰辛，语言蹇涩，三十六般风及七十二般气，无不治之。此药宣通气血，清热润燥，通利大小便，则诸病自愈。

车前子一两半　白槟榔　大麻子微炒，去壳另研　兎④丝子⑤

---

① 豨莶：原作"稀金"，据《本草纲目·草部第十五卷·豨莶》改。
② 豨：原作"稀"，据文义改。
③ 採：同"采"。
④ 兎：同"兔"。
⑤ 兎丝子：今统用"菟丝子"。

酒浸，焙干　牛膝酒浸二宿　干山药各二两　枳壳去穰，麸炒　防风去芦　独活一两　郁李仁汤炮去皮，研　大黄五钱，半生半熟

上为细末，炼蜜丸如梧桐子大，每服二十丸，茶、酒、米饮任下，早晨、临卧各一服，久觉大肠微动，以羊肚肺羹补之。此药，膏粱①之家，肥甘太过以致大便结燥犹宜服之。老人大肠无血，大便结燥，最宜。

四君子汤加竹沥、姜汁

治中风气虚，而痰火流注于右，而为右瘫。

四物汤加桃仁、红花、竹沥、姜汁

治中风血虚，而痰火流注于左，而为左瘫。

十全大补汤

治中风气血两虚者。

二陈汤

治风盛痰壅，既用稀涎等药开其气道，续以此方主之。

牛黄丸

治初中诸风，不省人事，精神昏愦，痰涎壅盛，缓纵不随，语言謇塞。

蕴合香丸

治病人初中风，喉中痰塞，水饮难通。

胃风汤

治胃风。

---

① 粱：通“粱”。

瘟疫症

《内经》曰：冬不藏精者，春必病温。《伤寒论》云：瘟病起于春应温而反凉，夏应热而反寒，秋应凉而反热，冬应寒而反温。丹溪曰：众人病一般者，此天行瘟疫也。瘟取温热之义，疫取劳役之义，多感于房劳辛苦之人，盖危重病也。大法表里传经，与伤寒相似，但伤寒寒自外入，瘟疫毒自内出，此为异耳。师曰：凡看瘟疫，先看病者两目露血丝否，次看口唇红燥、舌苔黄白紫黑，以验表里热浅深，除舌苔遍白为热稍轻，其馀睛赤、唇红、胎黄、断纹，俱是重症，若紫黑燥烈，则又热之极也。又以病家之人手按其胸膻胁肋，问其有无痛处，分别表里经络。次看小腹，觉有硬满处，即便问其小便利否，若小便不利，则是津液留结，宜用小柴胡去参，合四苓散；若小便自利，则是蓄血之症，宜下瘀血，用桃仁承气去枳实，不犯上焦。此法看伤寒亦然。初得病一二日有表证，自冬至至春分前，宜九味羌活汤、去人参败毒散；自春分至夏至，天气已变温热，宜升麻葛根汤、柴胡解肌汤、小柴胡汤去参；初得二三日，见太阳症，便溏泄者，宜小柴胡去参，对四苓散或香连丸；稍久，大便秘而渴，玄明粉乃要药也，白虎汤亦可用，不渴者，禁用白虎。凡瘟疫一起即发渴，是热缀①入阳明，宜五瘟丸、白虎汤、三黄石羔②加减用之。渴病药味通用天花粉、片芩、葛根、益元散之类，衄③血胃火宜白虎汤，心火宜犀角地黄汤，切忌发汗解表。发狂谵④语，大便滑而渴，宜加味白虎汤；不作渴，大便秘结，五七日不解，宜大小承气汤、调胃承气等汤下之。瘟病有气虚、血虚而染者，观形色、察脉理，表里热证已除者，宜参、芪、归、术温补。自汗太甚者，亦宜补。丹溪曰：宜补，宜散，宜降。故知此三法者，皆不可废也。凡瘟病初看未端的，且先以败毒散加减治之，看归在何经，再随经施治，此要法也。

附大头瘟

丹溪曰：大头病，乃湿热在高巅之处，用羌活、酒芩、酒蒸大黄随证加减，切莫用降气药。东垣曰：阳明邪热太甚，资实⑤少阳相火而为之也。湿热为肿，木盛为病。此邪见于头，多在两耳前后先出。治法大不宜药速，速则过其病，所谓上热不除，中寒复生，宜徐徐缓药，当视其肿在何分，随经治之。阳明为邪，首大肿；少阳为邪，出于耳前后。

---

① 缀（zhuì坠）：《方症会要·卷之一·瘟疫》作"辍"，《苍生司命·卷一·瘟疫证》无此字。据文义，疑为衍文。
② 石羔：今统用"石膏"。
③ 衄：同"衄"。下同。
④ 谵：同"谵"。下同。
⑤ 资实：延宝本作"实资"。《苍生司命·卷一·瘟疫证》作"实"。

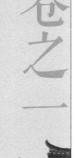

附虾蟆①瘟

丹溪曰：此病属风热，防风通圣散加减用之，或用小柴胡加防风、羌活、荆芥、薄荷、桔梗煎服，外以侧柏②叶捣汁，调火炼蚯蚓粪付③之。

治瘟疫方

人参败毒散

治瘟疫及伤寒头痛、壮热、恶寒及风痰咳嗽、鼻塞、声重。如心经蕴热，口舌干燥者，加黄芩。

柴胡去苗　芎䓖　甘草　桔梗　人参去芦　茯苓去皮　羌活去苗　枳壳去穰，麸炒　前胡去苗，洗　独活去芦，各等分

上咬咀，每服三钱，水一盏，姜三片，薄荷少许，同煎七分，去滓温服。

谨按：用人参、茯苓、甘草补托正气，不使外邪深；羌活、独活、川芎驱散外邪，以止头疼；柴胡、薄荷以清潮热，佐枳壳、桔梗以利滞气。

小柴胡汤

治瘟疫内虚发热，胸胁痞闷。

竹叶石膏汤

伤寒时气，表里俱虚，遍身发热，心烦闷，得汗已解，

---

① 蟆：同"蟆"。
② 栢：同"柏"。下同。
③ 付：通"敷"。涂。

内无津液，虚羸少气欲吐。

化瘢[①]汤

治瘢毒。

黄连解毒汤

治时疫三日已汗解，或因饮酒复剧。若烦闷干呕，口燥呻吟，错语不睡。

四君子汤，四物汤，二陈汤，补中益气，九味羌活汤，四时通用。

---

① 瘢：同"斑"。今统用"瘢"。下同。

班①疹证

班疹，外证，悉由中出。洁古云：疮发焮肿于外者，属少阳三焦相火也，谓之班；小红靥行皮肤之中，或不出者，或出而随没又随出者，属少阴君火也，谓之疹。盖班重而疹轻也。凡显班证而自吐泻者，慎勿乱治而多吉，谓邪气上下皆出也。小儿班疹并出，身温者吉，身冷者逆，班疹首尾俱不可下，秘则微踈之。大抵此证有阴有阳。阳证发班有四证，有伤寒，有时气，有热病，有温毒，班班如锦纹，点大而色赤，此外感热证也；阴证发班，色虽微红，而出则稀少，若作热证治之，死生反掌，宜调中温胃，稍兼解散。阴阳二证虽当辨明，又有内伤证，亦出班疹，但微见微红，此胃气极虚，一身之火游行于外，当补益气血，则中有主而气不外游，荣有养而血不外散。此证尤当慎之。或谓古云：班色红赤者，胃热也，五死五生。紫黑者，胃烂也，九死一生。又云：下之早则热乘虚入胃，下之迟则胃热不得泄，此以班疹悉属之胃矣。而洁古以班属少阳，疹属少阴，不几于背驰欤？予曰：胃者，总司也，五脏六腑之气皆由胃发，故胃气失下，热气薰蒸，冲入少阳，则助相火而成班；冲入少阴，则助心火而

---

① 班：通"斑"。今统用"癍"。下同。

成疹。苟胃气被下，则胃火一息，二经之火亦息，班疹二症亦随泯矣，何背驰之有？或又云：班疹首尾忌下，今欲下之，何也？予曰：治病当随时变通，不可执一。若热未入腑，大便得通，此忌下之时，宜用升麻、葛根、化班、白虎汤等剂消其邪热，如阳明结实，七八日不大便，此正火气甚发，上冲二经，班出猛烈，轻则红赤，重则紫黑，此时不下，犹得全命欤？三乙承气莫之疑矣。古云"药不拘方，合宜而用"，善。夫瘾疹者，隐隐在皮肤之中，多属于脾，发则多痒。或不红①者，是兼风兼湿。色红者，兼火化也。

治班疹方

玄参升麻汤

治伤寒失下，热毒在胃，发瘢，或汗吐下后馀毒不散，表虚里实，发于外，甚则烦燥②谵妄。

玄参　升麻　甘草炙，各等分

上哎咀，每服四钱，水一钟，煎七分，温毒发班亦宜。

谨按：玄参散浮火，升麻益胃热，甘草泄火和药。

栀子仁汤

治发班烦燥，面赤咽痛，潮热。

栀③子仁　赤芍药　大青　知母各一两　升麻　黄芩　石

---

① 红：延宝本同。《苍生司命·卷一·班疹证》作"仁"。
② 燥：焦躁。
③ 栀：同"栀"。下同。

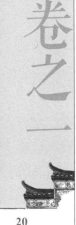

膏各二两　甘草炙，半两　杏仁去皮尖，二两　柴胡一两五分

上㕮咀，每服四钱，姜三片，豉百粒，水煎温服。

化癍汤

治伤寒汗吐下后，癍发脉虚。

人参八分　石膏一钱　知母七分　甘草三分

守真加白术，一方加玄参八分。

调中汤

治内伤外感而发阴癍。

苍术钱半　陈皮一钱　砂仁　藿香　芍药炒　甘草炙　桔梗　半夏　白芷　羌①活　枳壳各一钱　川芎五分　麻黄　桂枝各五分

上㕮咀，姜三片，水煎服。

防风通圣散②

---

① 羌：同"羌"，下同。

② 防风通圣散：原书方名下无内容。方剂组成见卷一·中风证。

伤寒

愚按：仲景《伤寒论》云：中而即病者，名曰伤寒，不即病者，寒毒藏于肌肤，至春变为温病，至夏变为暑病。暑病者，热极重于温者也。其伤寒，仲景分六经传注。

一日足太阳膀胱经受之，其脉尺寸俱浮，其症头项痛，腰脊强，发热恶寒，治宜发表。脉浮紧有力，无汗，为伤寒，冬月用麻黄汤。脉浮缓无力，自汗，为伤风，冬月用桂枝汤，春夏秋用羌活冲和汤。

二日，足阳明胃经受之，其脉尺寸俱长，其症目痛鼻干，不得卧，恶寒身热，治宜解肌。脉见微洪为经病，用葛根汤。渴而有汗不解者，用白虎汤。潮热自汗，谵语发渴，揭去衣被，扬手掷足，班黄狂乱，不恶寒，反怕热，大便实者，脉见沉数，为腑病，轻则大柴胡汤，重则承气汤下之。

三日，足少阳胆经受之，其脉尺寸俱弦，其症胸胁痛而耳聋，寒热而呕，治宜和解，缘胆无出入，病在半表半里之间，不从标本，从乎中治，宜用小柴胡汤和之。

四日，足太阴脾经受之，其脉尺寸俱沉细，其症腹满咽干，自利，治宜分利。病从阳经传来，脉见沉而有力，宜当下，桂枝大黄汤。自利不渴，或呕吐，直中阴经，脉见沉而无力，宜当温，理中汤。

五日，足少阴肾经受之，其脉尺寸俱沉，其症口燥咽干而渴，治宜清之。谵语，大便实，或绕脐硬痛，下利纯清水，俱是阳经传来邪热燥屎使然。脉见沉实有力，或腹痛呕吐，泻利沉重，或阴毒，手指甲、唇青，呕逆绞痛，身如被杖，面如刀刮，战栗者，俱是阴寒直中使然。脉见沉迟无力，宜当温急，用理中四逆汤。

六日，足厥阴肝经受之，其脉尺寸俱微缓，其症烦满囊缩，治宜下之。消渴，大便实，手足乍冷乍温者，邪从阳经传来，脉见沉实有力，宜当下，急用六一顺气汤、承气汤。若口吐涎沫，或四肢厥冷不温，过乎肘膝，不渴，小腹绞痛，呕逆，名曰直中阴经，真寒症，脉来沉迟者，宜当温，急用茱萸四逆汤温之。

六日至厥阴，为传经尽，当愈，如不愈，乃再作，经如前以次而传，凡至三阴经，则难拘定法，或可温而或可下，因分直中者、寒症传经者热症，是其发前人之所未发也，又有二阳三阳同受而为合病；又有太阳阳明先后感受，而为并病；又有阳明太阴表里受邪，名曰两感；又有太阳不传首尾，只在本经，名曰传经；又有太阳传阳明，而阳明不传少阳，入胃而作里实；又有四时感冒，新受风寒之轻症。头疼体痛，恶寒发热等候，当作感冒处治，宜用九味羌活汤加减。又有伤寒挟内伤者，十居八九。东垣云：谓内伤者极多，外伤者间而有之。《经》曰：邪之所凑，其气必虚。宜用补中益气汤，从六经所见之证加减。又见近时外感阳证，伤寒无内伤者，用仲景法而误用补中益气汤，补住邪气，多致不救。凡治伤寒，若汗下后，不可便用参、芪、白术大补，宜用小柴胡汤加减和之，若大补，使邪气得补而愈盛，复变生他症矣。所谓治伤寒无补法也，如曾经汗下，后果是虚弱之甚，脉见无力者，方可用甘温之剂补之，此为良法大要。在表宜汗，冬月以桂枝、麻黄二汤加减。春夏秋以九味羌活汤加减；在中宜和，以大小柴胡汤加减；在里以大小承气汤加减。虽然其汗下之法，又须得宜，不可失时，致成班黄结胸等症，变状多端，无有定体。惟仲景深造是理，著《伤寒论》一书，分经理症，载有三百九十七法，一百一十三方，以为后学规鑑[①]，甚是详备。惜其方书失漏不全，兹难尽述，学者当观仲景《伤寒论》及陶节庵《伤寒六书》，乃若神而明之，则在乎人，又非此书所能悉载也。

治伤寒方

麻黄汤

治伤寒恶风寒，发热，身疼，无汗。

麻黄六钱　桂枝四钱　甘草炙，三钱　杏仁二十个

上㕮咀，水煎，如法服。

按：此太阳经药也。

谨按：用麻黄发汗开腠理以逐邪，佐桂枝、甘草之辛甘散越风寒，夫皮肤乃肺之合，表伤则肺病，故加杏仁救肺，降气而定喘。

---

① 规鑑：谓规箴之言可作鉴戒。鑑，同"鉴"。

葛根汤

治伤寒恶寒，项背强几几，无汗恶风，或下利。

葛根四钱　麻黄　生姜各二钱　桂枝　芍药各二钱　甘草炙，二钱　大枣三枚

上㕮咀，水煎，如法服之。

按：此出太阳例，阳明药也。

谨按：用麻黄、葛根轻阳以逐实邪，桂枝、生姜、甘草、大枣以发散在表之风寒，芍药收阴寒以救血。

桂枝汤

治伤风寒，发热自汗，鼻鸣干呕者。

桂枝　白芍　生姜各三钱　甘草炙，二钱　大枣二枚

上㕮咀，每服五钱，水一钟，煎七分服。

按：此出太阳例，太阴经药也。

谨按：用桂枝、甘草、大枣、生姜发散在表之风寒，芍药收失散之阳气，以敛腠理。

麻黄附子细辛汤

治感寒，脉沉或微细，反发热或但欲寐者。

麻黄　细辛各四钱　附子炮，二钱半，去皮

上㕮咀，每服五钱，水一钟，煎七分服。

按：此少阴经药也。

谨按：用麻黄解肌发汗以逐表邪，细辛、附子以散里①寒。

---

① 里：原作"理"，延宝本亦作"理"。据医理改。

桂枝麻黄各半汤

治伤寒见风脉，发热自汗或无汗。

桂枝二钱　白芍　生姜　甘草炙　麻黄各钱半　大枣二枚
杏仁十一个，去皮尖

上㕮咀，水煎服。

小柴胡汤

治伤寒中风，其病半在表，半在里，筋脉拘急，身体疼痛，寒热往来，或呕或咳，胸胁痞满硬痛，下之前后无问日数，及汗后馀热不解，或无问瘟疫、伤寒、杂病蒸热作发，并两感可和解者，肌体羸瘦，倦怠少力。

柴胡三两，去苗　黄芩　甘草　人参各三两　半夏一两，洗七次

上剉如麻豆大，每服五钱，水一钟，煎至半钟，姜枣同煎，不计时温服。

按：此少阳经药也。

谨按：用黄芩、柴胡之苦寒以解半表半里之热，又云"里不足者，缓之以甘"，故用人参、甘草之甘补托中气，邪半入里，则里气逆，宜辛散之，故用半夏之辛散逆气而除烦呕。《经》云：辛甘发散为阳，是以用姜枣合辛甘，发散半表之邪。

大柴胡汤

治诸服小柴胡汤证后病不解，表里热势更甚而心下急欝[①]

---

① 欝：同"欎"。下同。

微烦，或发热汗出不解，心下痞硬，呕吐下利。土属太阳，或阳明病多汗，或少阳病下利清水、心下痛而口干，或太阴病腹满。或无表里证，但发热七八日，脉浮而数。脉在肌肉，实而滑数者，及两感诸症可微者下，双除表里之热，并阳明、少阳合病下利，日晡发热如疟。

柴胡去苗，半两　黄芩　芍药各二钱半　大黄半两　半夏汤泡，洗七次，切作片子，二钱　枳实三钱，生用，小者是也，兼不去穰，其劲①甚速

上剉如麻豆大，作三服，水一盏半，生姜、枣子同煎至半盏，温服，如未利，再服。

谨按：用生姜、甘草、大枣发散表邪。又云：酸苦涌泄为阴，故用大黄、枳实利大便以泄内热，芍药扶阴，半夏散逆气，黄芩、柴胡以折少阳表里之邪。

调胃承气汤

治伤寒三五日不大便，谵语，乃热结于内，通大便以下其热。

大黄　芒硝　甘草各等分

上剉，每服临期斟酌多少，先煮二味熟，去渣，下硝，上火煮二三沸，顿服之，以利为度，未利再服。

谨按：用大黄、芒硝通大便以泻热，甘草缓急和中。

---

① 劲：同"效"。下同。

小承气汤

治伤寒六七日，不大便，潮热，狂言，腹不坚满，因其邪热尚未结实，故于大承气汤中去芒硝之咸寒，其之功性已述明后大承气汤中，兹不再录。

大黄_{半两} 厚朴_{去皮} 枳实_{去穰，各二钱}

上剉如麻豆大，分作二服，水一盏，姜三片，煎至半盏，绞汁服，未利再服。

大承气汤

治伤寒因火邪结热实于内，腹满硬，谵语，舌干口燥，大便秘结不通，其脉沉实，治宜泻满，通大便，下实热。

大黄_{酒洗} 厚朴_{姜制} 枳实_{麸炒} 芒硝各等分

上剉，每服看证，斟酌多少，先煮厚朴、枳实二物至七分，纳大黄，煮至五分，去渣，纳芒硝，煎一二沸，通口服，以利为度，不利再服。

谨按：用枳实、厚朴以泻腹满，芒硝之咸以软坚痞，大黄通大便以泄实热。

九味羌活汤

治发热、恶寒无汗或自汗，头痛项强，或伤风见寒脉，伤寒见风脉。（此药不犯三阳禁忌，为四时发散之通剂。）

羌活 防风 苍术各钱半 甘草 川芎 白芷 生地黄黄芩 细辛各一钱，一云细辛只用五分

每服水一钟半，生姜三片，葱白三根，煎至一钟，温服。

谨按：用羌活、防风、细辛、白芷、川芎诸辛温以散表邪之风寒，生地、黄芩以清在里之邪热，苍术一分安太阴，

使邪不纳，甘草缓里，和诸药性。

六神通解①散

治时行三月后，谓之晚发，头痛身热，恶寒，脉洪数，先用九味羌活汤不愈，后服此药。

麻黄一钱　甘草三分　黄芩七分　石膏八分　滑石八分　苍术八分　加川芎八分　羌活八分　细辛五分

水二钟，姜三片，豆豉一撮，葱白三茎，煎之热服。

谨按：用石膏、黄芩以清热，滑石以利窍，麻黄、苍术以发表，甘草泻火和药性。

十神汤

治时令不正，瘟疫妄行，感冒发热，或欲出疹。此药不问阴阳两感风寒。

川芎八分　甘草三分，炙　麻黄去根，一钱　干葛一钱　紫苏二钱　升麻七分　赤芍药七分　白芷七分　陈皮七分　香附子八分

上㕮咀，每服三钱，水一盏半，姜五片，煎七分，去滓温服。

十味芎苏散

治四时伤寒，发热头痛。

川芎七钱　紫苏叶　干葛各半两　桔梗生，二钱半　柴胡茯苓去皮，各半两　甘草三钱，炙　半夏六钱，汤泡　枳壳去穰，炒，三钱　陈皮三钱半

---

① 解：同"解"。下同。

上咬咀，每服三钱，姜枣煎服。

凉膈散　一名连翘饮子。

治伤寒表不解，半入于里，下证未全，下后燥热，怫结于内，心烦懊侬，不得眠。脏腑积热，烦渴，头昏，唇焦咽燥，喉痹[1]，目赤，烦燥，口舌生疮，咳唾稠粘[2]，谵语狂妄，肠胃燥涩，便溺闭结，风热壅滞，疮疹发斑，惊风热极，黑陷将死。

连翘一两　山栀子　大黄　薄荷叶　黄芩各半两　甘草一两半　朴硝二钱半

上为粗末，每服五钱，水一盏，蜜少许，煎七分，温服。

柴苓汤

治发热泄泻里虚者。

柴胡一钱六分　半夏汤泡七次，七分　黄芩　人参　甘草各六分　白术　猪苓　茯苓各七分　泽泻一钱二分半　桂五分

上用水二盏，生姜三片，煎至一盏，温服。

谨按：此方即小柴胡汤、五苓散相合是也，除伤寒表症不治，外邪传半表半里，及内伤发热，杂病发热，无不治也。

黄连解毒汤

治伤寒杂病，热毒，烦燥干呕，口渴喘满，阳厥极深，畜[3]热内甚，世俗妄传为阴毒者，及汗吐下后，寒凉诸药不能

---

① 痹：同"痹"。下同。

② 粘：同"黏"。具有黏性。

③ 畜（xù续）：积储。后作"蓄"。下同。

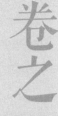

退其热势者。两感症同治。

黄芩　黄连　黄蘗[①]　大栀子各等分

上㕮咀，每服一两，水二钟，煎一钟，姜三片，煎热服。

谨按：用黄连以解内热，黄芩以退表热，黄柏救肾水以降火，栀子清热解虚烦。

瓜蒂散

治伤寒表证罢，邪热入里，结于胸中，烦满不得息而饥不能食，四肢微厥而脉乍紧者，宜以此吐之。《经》云：在上吐之，在下泄[②]之。

瓜蒂炒黄　赤小豆等分

上为末，香豉半合豆豉是也，水一钟半，煮，取汁半钟，调下一钱，不吐加服，亡血体虚者不可服。

谨按：用瓜蒂、赤小豆之苦酸以涌吐胸中之邪。

白虎汤

加人参名人参白虎汤。

治伤寒汗后，脉洪大而渴，虚烦及喝等症。

知母一两半　石膏四两，为末　甘草一两，炙　粳米一合

上剉如麻豆大，每五钱，水一钟，煎六分，去渣温服。

谨按：用石膏、知母之苦寒以胜热。又云：热甚者，以甘缓之，粳米、甘草之甘以补中气。

---

① 蘗（bò檗）：同"檗"，木名，即黄檗。

② 泄：同"泄"。下同。

五苓散

治伤寒小便不利而渴者。

猪苓去皮　茯苓去皮　白术各半两　泽泻一两　桂去皮，二钱半

为末，每服二钱，热汤调下。

大陷胸汤

治汗下之后不大便五六日，舌干而渴，日晡潮热，从心至小腹胀满而痛，不可近，脉当沉紧滑数，或但胸结，则无大段①热，头微汗出，脉沉啬②者，水结也。

大黄去皮，三钱　芒硝三钱半　甘遂末五分

上剉如麻豆大，分作二服，每服水一钟，煎大黄至六分，纳硝，一二沸，绞汁，调甘遂末二分半，温服。

谨按：用芒硝之咸寒以软其坚，佐大黄、甘遂之苦寒以胜热泻满。

小陷胸汤

治小结胸心下，按之痛，脉浮而滑，无大段热，表未罢，不可下之，下之即死。水结胸亦宜服此。

半夏四钱，汤洗，全用，不剉　生姜一钱，切　黄连二钱，剉瓜蒌实大者，半两

上水三钟，煮瓜蒌汁一钟半，纳药至一钟，绞汁两次，温服。

---

① 段："假"之古字。疑为衍文。
② 啬：通"濇"。

谨按：用黄连、瓜蒌之苦寒以泻胸中之热，以半夏辛温以散胸中之痞结。

茵陈汤

治阳明里热极甚，烦渴热瞀，留饮不散，以致湿热相搏而身发黄疸，但头汗出，身无汗，小便不利，渴饮水浆，身必发黄，宜茵陈汤调下五苓散，利大小便。

大黄半两　茵陈蒿一名山茵陈，一两，去茎　大栀子七个，色深坚实好者，稍小者用十个

上剉如麻豆大，水二钟半，慢火煮至一钟，绞汁温服。

谨按：用大黄、栀子以逐热，佐茵陈以退黄。

栀子豆豉汤

治汗、吐、下后胸满痛，头微汗，虚烦不得眠，反覆颠倒，心内懊恼，乃燥热怫郁于内而气不宣通故也。

大栀子七个，剉碎，如小者，用十个　豆豉半合，俗言盐豆豉（少气者加甘草二钱半，呕者误以凡药下之者，加生姜半两，或用温汤灌手足，使心胸结热宣通而已。）

上剉如麻豆大，或先以水三盏煮栀子至一盏半，纳豆豉，煮至半盏，绞汁温服。

谨按：用栀子之苦以涌吐其邪，用豆豉之寒以胜热。

三黄泻心汤

治伤寒阴症下之太早，致心下痞，按之软，其脉关上浮者，主之。若未解，未可攻，宜先随风寒二证，投桂枝麻黄汤，表解即服此药。

大黄蒸　黄连　黄芩各等分

每服一两，剉如麻豆大，沸汤二钟，热渍之一时久，去查①，分二服，温服。

竹叶石膏汤

治伤寒时气表里俱虚，遍身发热，心胸烦闷，得汗已解，内无津液，虚羸少气欲吐，及诸虚烦热与寒相似，但不恶寒，身不疼，头不痛，不可汗下者。

石膏一两六钱，研　半夏二钱　粳米半合　人参二钱，去芦　麦门冬五钱半，去心　甘草炙，二钱

上㕮咀，每服五钱，水一钟，入青竹叶、生姜各五片，煎至半钟，去渣，温服。

谨按：用粳米、甘草、人参以益气，石膏、竹叶、麦门以清馀热，半夏以降逆气。

酸枣汤

治伤寒吐下后，心烦乏气，昼夜不眠。

酸枣仁炒　麦门冬一钱　甘草三分　知母八分　茯苓八分　川芎七分　干姜炮，三分

上用五钱，水一钟，煎七分，温服。

参苏饮

治感冒风邪，发热头疼，咳嗽声重，涕唾稠粘，此药大解肌热，宽中快膈，或欲成劳瘵，潮热往来，并能治之。

木香　紫苏　干葛　半夏汤炮七次，姜制　前胡去苗　人参

---

① 查（zhā渣）：渣滓。

去芦　茯苓去皮，各七钱半　枳壳去穰，麸炒　桔梗去芦　甘草炙
陈皮去白，各半两

上㕮咀，每服四钱，水一钟半，生姜七片，枣一枚，煎
六分，去渣，热服，不拘时。《易简方》以气盛不用木香。

生料五积散

治感冒寒邪，头疼身痛，项强拘急，恶寒呕吐或腹痛，
又治伤寒发热，头疼恶风，无问内伤生冷，外感风寒及寒湿
客于经络，腰脚酸疼及妇人经滞腹痛，并皆治之。

苍术米泔①水浸去粗皮，二十四两　桔梗去芦，十二两　陈皮去白
麻黄去根节　枳壳去穰，麸炒，各六两　厚朴　干姜各四两，炮　白
芷　川芎　甘草炙　茯苓去皮　肉桂去粗皮　芍药　当归各三两
半夏汤炮七次，二两

上㕮咀，每服四钱，水一盏半，生姜三片，葱白三根，
煎七分，热服。冒寒用煨姜，挟气加吴茱萸，妇人调经则入
艾醋。

理中汤

治脏腑中寒，口噤失音，四肢强直，兼治胃脘停痰，冷
气刺痛。

人参　干姜炮　甘草炙　白术各等分

上㕮咀，每服四钱，水一盏，煎服。《三因方》加附子，
名附子理中汤。

---

① 泔：原作"甘"，据延宝本改。

谨按：此方用人参、白术、甘草补中益气，干姜温胃散寒。

四逆汤

治伤寒自利，脉微欲绝，手足厥冷。(四逆名者，四肢逆冷也。)

甘草炙，二两　干姜两半，炮　附子去皮脐，炮，半两

上㕮咀，每服五钱，水一盏，煎七分温服，不拘时。

谨按：此方用干姜、附子以散中寒，炙甘草以缓里急。

真武汤

治伤生冷饮食数日以后，发热腹痛，头目昏沉，四肢疼痛，大便自利，小便或利或涩，或呕或咳，并宜服之。或已经发汗不解，仍发热者，心下悸，头眩晕，肉瞤动，振振欲擗地者。此由饮食停留中脘所致。

白茯苓　白芍药　白术各一两　附子一枚，炮①去皮

每服五钱，水一钟，姜五片，煎，食前温服，小便利者去茯苓，大便利者去芍药加干姜，咳加五味子、细辛、干姜，呕去附子，加生姜汁。

谨按：用白术、茯苓以胜湿，芍药以收阴湿，附子、生姜以散寒湿。

防风通圣散

治风寒暑湿，饥饱劳役，及伤寒表不解，半入于里，下证未全，下后燥热怫结于心内烦，懊憹不得眠，脏腑积热，

---

① 泡：用同"炮"。

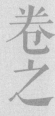

烦渴头昏，唇焦咽燥，喉闭目赤，耳闭，口舌生疮，咳唾稠粘，谵语狂妄，肠胃燥涩秘结，及风热瘾①疹，壅滞，并皆治之。

双解散

即防风通圣散与益元散相合。

三一承气汤

治伤寒杂病，内外所伤，日数远近，腹满咽干，烦渴谵妄，心下按之硬痛，小便赤涩，大便结滞，或湿热内甚而为滑泄热甚，喘咳闷乱，惊悸狂颠②，目疾口疮，舌肿喉痹，痈疡，阳明胃热发斑，脉沉可下者。

①瘾：原作"隐"，据全文文义改。
②颠：癫狂，疯癫。今统用"癫"。

卷之一

36

内伤症

内伤者，伤诸内者也。凡饮食劳倦、七情六欲之伤是也。外伤者，伤诸外者也，凡风寒暑湿霜雪雨露之伤是也。但内外之证，治虽不一，而见证多同，使胗[①]脉者恍惚难辨。惟东垣《内外伤辨》，载之详悉，予撮其大旨，择其紧要者言之。均之寒热也，外伤则寒热齐住[②]而无间，内伤则寒热[③]间作而不齐；均之恶寒也，外伤则厚衣烈火而不除，内伤则一得温煖[④]而即解；均之头痛也，外伤则连痛而不休，内伤则乍痛而乍止；外伤则鼻塞而不通，内伤则口变而无味；外伤则手背热，内伤则手心热；外伤则言语壮健[⑤]，先轻而后重；内伤则言怯弱，先重而后轻；外伤则人迎脉大于气口一倍二倍三倍，内伤则气口脉大于人迎一倍二倍三倍。又按：《阴阳应象论》云"天之邪气，感则害人五脏"，是八益之邪，伤形而不伤气，有馀之症也，当泻而不当补。又云"水谷之寒热，感则害人六腑"，是七损之病，伤气而不伤形，不足之症也，当

---

① 胗：同"诊"。下同。
② 住：延宝本同。《苍生司命·卷一·内伤证》作"作"，当从。
③ 热：原作"爇"，为"爇"讹字。"爇"，当为"熱"。
④ 煖：同"暖"。
⑤ 健：同"健"。下同。

补而不当泻。故凡汗之、下之、吐之、尅①之，皆泻也，凡温之、和之、调之、养之，皆补也，辨别明白，庶免临症有惑。

饮食所伤

《经》曰：饮食自倍，肠胃乃伤。故凡受伤者，皆原中气不足，宜以补益为要，但治法有先后，不可倒施，故物伤之际，积食未行，遽用补益，则滋其壅塞，增其痛苦，势反增剧。必先用消食化痰行气之药，保和丸、枳实导滞丸，待食行，或吐或泻，或暗消，宿食尽行，然后用六和汤以荡其未尽之邪，调中益气以回其散失之气，健脾丸以复其本体之常，斯调治有序而获宁矣。大抵此症轻重有三等，轻者因痰裹食，停滞颇多，不痛不呕，只胸膈不快，中宫不清，久则有块，或致嘈杂肠鸣。重者，食填太阴，压住肝气，致肝气不得上升，肝者将军之官，其性猛烈，故中脘大痛，胃气上升，肝气助烈，载食而吐，则痛随吐减，或饮食过膈，遂痛在中焦，延及下焦，则成泻矣。《经》曰"痛随利减"，因而获宁，其至重者，食停甚多，浊气载食，下不得泻，胃气虚衰，上不得吐，阴阳乖隔，荣卫不通，须臾危矣。王冰所谓"湿霍乱者生，干霍乱者死"，以无吐泻故也。

---

① 尅：同"克"。下同。

劳倦内伤

《经》曰：有所远行，形气衰少，谷气不盛，上脘不行，下脘不通，而胃气热，热气薰胸中，故胸中热。又曰：劳者温之，损者补之。是知劳倦者因劳而致倦也。《经》谓之解㑊①。故人有劳心者，思虑无穷；有劳力者，筋骨怠软，致元气下流，心志懒慵，四肢怠惰，嗜卧怯行，饮食少味，急以补中益气汤加杜仲、枸杞以温补之，不比伤饮食者，先消之而后补之也。

七情六欲所伤

七情者，喜、怒、哀、乐、爱、恶、欲也，六欲者，耳、目、口、鼻、身、意也。若是者，皆神思间病。治法：气滞者，行滞；痰积者，开痰；有欝者，舒欝。再看虚在何经，加救本经之药。非若饮食劳倦之症，尤有可消、可温、可调、可补者比也。故妇人得之，欝而不舒，多成劳病；男子得之，蓄而不解，多成膈症。虽然七情之中，得祸至速者，惟怒为甚；六欲之中，得患最大者，惟色为先。《经》曰：大怒则令人暴绝，使血菀于上。又云：怒则气逆。常见人大怒之后，血大妄吐。得此患者，当以气升血亦升，气降血亦降为主，即用降气制肝汤，痰②气得平而愈。《难经》云：损其肾

---

① 㑊：原作"倦"，延宝本亦作"倦"。据《素问·平人气象论》改。
② 痰：延宝本同。《苍生司命·卷一·内伤证》作"庶"。

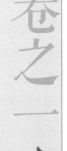

者，补其精。《素问》云：精不足者，补之以味。凡人色欲无节者，内损真阴，如木之损其根，水之涸其源。阴精既虚[1]，相火自动，故曰：肾本属水，虚则热矣；心本属火，虚则寒矣。肾脉贯肝膈，入肺中，循喉咙，系舌本，肾火一动，肝火乘之。入肺，成肺嗽；入喉，成喉痹，而潮热、梦遗、盗汗，百病皆起矣。病势未剧，犹可圕[2]全，故制十味回生丸[3]。

治内伤方

补中益气汤

治形神劳役，或饮食失节，劳倦虚损，身热而烦，脉洪大而虚，头痛，或恶寒而渴，自汗无力，气高而喘。

黄芪钱半　人参　甘草各一钱　白术　当归身　柴胡　升麻　陈皮各五分

渴加葛根五分　嗽加麦门冬一钱　五味子十五粒

一方有白芍药半钱，秋冬不用，黄柏三分以滋肾水，泻伏火，红花三分入心养血。

上作一服，水煎，午前稍热服。

谨按：用黄芪益元气，实腠理，止汗而卫寒，人参、白术、陈皮、甘草以补中，佐升麻、柴胡升胃气，助黄柏以泄阳火而退蒸蒸之热，当归理气血，各归其所。

---

① 虚：延宝本同。《苍生司命·卷一·内伤证》作"尽"。
② 圕：同"图"。
③ 丸：原阙，延宝本亦阙。据《苍生司命·卷一·内伤证》补。

升阳顺气汤

治因饮食不节，劳役所伤，腹胁满闷短气，遇春则口无味，遇夏虽热，犹寒饥，常如饱，不喜食冷。

升麻　柴胡各一钱　黄芪一钱　半夏二钱　甘草炙，半钱　陈皮一钱　人参一钱　神曲一钱　归身一钱　黄柏半钱　草豆冠①仁二钱

上㕮咀，每服三钱或半两，水煎，入生姜三片。

谨按：用人参、甘草补中，助黄芪益元气，为君。升麻、柴胡升提阳气，为臣。陈皮、半夏散郁气以除满闷，神曲、草冠②和脾胃以进饮食，二者为佐。当归救阴血，分理气血，各归其所，黄柏泄阴火以除蒸热，二者为使。

调中益气汤

治四体倦怠，身体沉重，肢节疼痛，胸腹胀满，烦心不安，口失滋味，大小二便频数或上饮下便，夏月食泄，米谷不化，或便后下利脓血，咽膈不通，或痰唾稠粘，口中沃沫，食入腹出，其脉弦缓。

升麻二分　黄芪一钱　甘草五分　苍术四分　木香一分　人参五分　柴胡二分　陈皮二分

上㕮咀，作一处，水煎，食前热服。

谨按：用人参、甘草补中兼助阳气为本，苍术健脾兼助

---

① 豆冠：今统用"豆蔻"。下同。
② 草冠：今统用"草蔻"。

木香、陈皮疏壅气为标，升麻、柴胡升引胃气上腾为佐使。

治中汤

治脾胃不和，呕逆霍乱，中满虚劳或泄泻。

人参去芦　甘草炙　干姜泡　白术　青皮去白　陈皮去白，各一两

上㕮咀，每服三钱，水一盏，煎七分，去滓，空心温服。呕吐不已加半夏等分，丁香减半，名丁香温中汤。

平胃散

治脾胃不和，不思饮食，心腹胁肋胀满刺痛，口苦无味，胸满短气，呕哕恶心，噫气吞酸，面色痿黄，肌体瘦弱，怠惰嗜卧，体重节痛，常多自利，或发霍乱及五噎八痞，隔气反胃，宜服。

厚朴　橘皮各五两　苍术泔浸，八两　甘草二两

上㕮咀，水二盏，生姜三片，枣一枚，煎至一盏，去渣温服。

六君子汤

治脾脏不和，不进饮食，上燥下寒，服热药不得者。

人参　白术　茯苓　甘草

橘红　半夏汤泡七次，各一两

上㕮咀，每服一两，生姜七片，枣一枚，水二盏，煎至一盏，去渣温服。

谨按：参、苓、术、草补中益气，橘红利滞气，助半夏豁痰。

枳缩二陈汤

理脾胃，顺气宽膈，消痰饮。

砂仁　枳实　茯苓　半夏　陈皮　甘草各等分

上剉，每服六钱，水一盏半，生姜五片，煎八分，温服。

参苓白术散

治脾胃虚弱，饮食不进，或至呕吐泄泻，及大病后调助脾胃，此药最好。

白术　人参　甘草　山药　白茯苓去皮，各二斤　白扁豆一斤半，去皮，姜汁炒　莲子肉　薏苡仁　砂仁　桔梗各一斤

上为末，每服二钱，枣汤下。

谨按：用人参、白术、茯苓、甘草、扁豆、薏仁、山药、莲肉，诸甘温以补脾调胃，进食，止泻利，少佐砂仁以止呕。

加减保和丸

消痰利气，扶脾胃，进饮食。

山药　神曲　半夏　茯苓各三两　陈皮　连翘　萝卜子各三两　白术五两　苍术　枳实各一两　香附　厚朴各三两　黄芩　黄连各□^①两

上为细末，姜汁面糊为丸，如梧桐子大，每服五十丸，渐加至七八十丸，食后茶汤任下。

大安丸

治脾经消导之药。

---

① □：原文阙，延宝本同。

山查①二两　神曲　半夏　茯苓　陈皮　萝卜子　连翘各五钱　白术二两

上为末，粥糊丸，滚白水或米汤送下。

枳实导滞丸

治伤湿热之物，不得施化而作痞闷不安。

茯苓　黄芩　白术　黄连各三钱　泽泻二钱　大黄一两　枳实炒　神曲各五钱

上为细末，如上法丸，服至七十丸。

谨按：用芩、连、大黄诸苦寒下湿除热为君，枳实、神曲化宿食积，导滞气，消痞满为臣，白术补中健脾为佐，茯苓、泽泻利小水，分消其湿为使。

木香槟榔丸

治一切气滞，心腹痞满，胁肋胀闷，大小便结滞不利者，并亦治之。

木香　槟榔　青皮去白　陈皮去白　枳壳麸炒　广莪煨，切　黄连各一两　黄柏去粗皮，一两　香附　大黄炒，各三两　黑牵牛生取头，末，三两

上为末，滴②水丸如豌豆大，每服三五十丸，食后生姜汤送下。

---

① 查（zhā扎）：同"楂"，果木名。
② 滴（shāng商）：滴滴，流荡貌。

葛花鲜醒①汤

治饮酒太过，呕吐痰逆，心神烦乱，胸膈痞塞，手足战摇，饮食减少，小便不利。

白豆冠　砂仁　葛花各五钱　木香五分　青皮三钱　陈皮白茯苓　猪苓　人参各一钱半　白术　神曲炒　泽泻　干生姜各二钱

上为末，每服三钱，白汤调下，但得微汗，酒病去矣。

谨按：用葛花解酒毒，以神曲、砂仁、白豆冠等消宿食，茯苓、猪苓、泽泻等利小便，导湿热，人参、白术补中健脾，生姜、陈皮、青皮、木香等行欝气而除痞闷。药乃气之偏，可用于暂而不可用于久，有病则病当之，无病则正气当之，所以不可久也。

备急大黄丸

疗心腹诸痛，卒暴百病。

大黄　干姜　巴豆去皮，各一两

上精择药品为末，蜜和丸，如小豆大，每服三丸，大小量之。

曲麦枳术丸

治为人所勉强食之，故心腹满闷不快。

白术二两　枳实　神曲炒　麦蘗面炒，各一两

上为细末，荷叶烧饭丸，如梧桐子大，每服五十丸，温

---

① 醒：原作"醒"，据理改。醒，病酒。酒醉后神志不清。方出《医方大成》。

水下。

三黄枳术丸

治伤肉食、湿面、辛辣味厚之物，填隔闷乱不安。

黄芩二两　黄连　大黄煨　神曲　白术　橘皮各一两　枳实炒，半两

上为末，汤浸蒸饼丸，如菉豆①大，每服五十丸，白汤下，量所伤服之。

橘连枳术丸

健脾，消痞，清热。②

枳术丸

治饱食过度，输化不及，致伤中气。

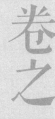

---

① 菉豆：今统用"绿豆"。下同。
② 健脾，消痞，清热：原前有"治"字，据理删。

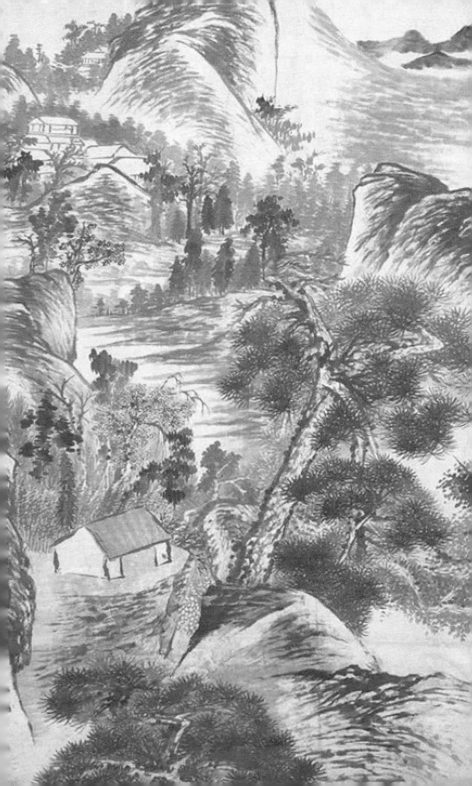

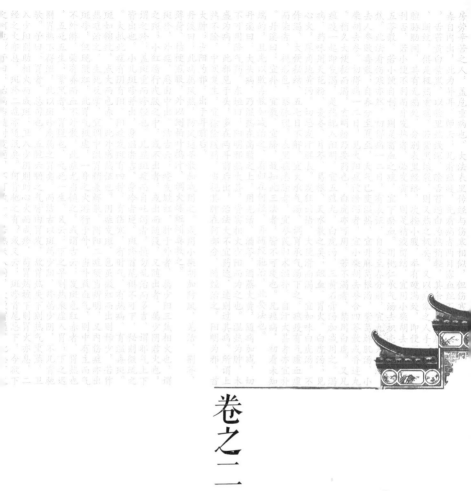

卷之二

中暑中热辨

洁古云：静而得之，为中暑；动而得之，为中热。中暑者阴症，中热者阳症。东垣云：避暑热于深堂大厦得之者，名曰中暑。其病必头痛恶寒，身体拘急。若行人于日中劳倦得之者，名曰中热。其病必头痛发热，大渴而引饮。予观此而疑之者，已历年矣，及观《溯洄集》而得王氏之论，深合予心。其言：深堂大厦而得头痛恶寒等症者，非暑邪也，身中阳气受阴寒所遏而作也。此正四时伤寒之论，安可以中暑名之乎？夫暑热者，夏令之大①行也，人或饥饿劳动，元气亏乏，暑气乘虚而入，名曰中暑。其人元气不虚，但酷热侵伤，名曰中热。其寔②一也。今以动静所得分之，何哉？是论也，寔王氏心得之言。惜于中暑、中热二义，尚欠明悉，予复补其遗意。《经》曰：脉虚身热，得之伤暑。盖以其人，元气本虚，暑气乘虚而入心脾二经，故有脉虚身热，面垢燥渴，背恶寒，小便秘涩等症，皆不足之症也。若其人元气不虚而遇此亢极之阳，先侵肌肤，渐入肺胃，故成壮热头痛，肢节重痛，大渴引饮，脉洪而实，此皆有馀之症也。故治不足者，

---

① 大：延宝本同。《苍生司命·卷二·暑证》作"天"，义胜。
② 寔：同"实"。下同。

清暑益气汤，清燥汤，人参白虎汤，皆补虚清热之剂，而发表通里之治不得而与焉。治有馀者，仲景用麻黄、桂枝、石膏、黄芩知母汤，麻黄虽不宜于夏，而治法大意可见。丹溪用黄连香薷饮、黄连解毒汤，此皆发表清里之剂，而补益调养之治不得而与焉。故《活人书》云：夏月得病有四症，伤寒、伤风脉证互见，中暑、中热疑似难明。脉盛壮热谓之中热，脉虚身热谓之中暑。此以脉之或虚或盛，身之壮热微热辨之也。合而观之，则知中暑、中热，惟有虚实之分，断无动静之分别，其不可以受寒凉而名中暑也益明矣。或曰：夏月又有中暍，此又何别也？予曰：仲景云"太阳中暍，发热恶寒，身重而痛"者，成氏谓"表中暍"也；脉弦细芤迟者，成氏谓"暑脉虚"也；小便已，洒洒①然，毛耸，手足逆冷者，成氏谓"太阳经气虚"也。是可见，暍与暑，皆以虚而受热，其证二而一者也。但暑中少阴心经，暍中太阳膀胱经，为少异耳。至于用药，皆以人参白虎汤，暑暍二症，岂相远乎哉？

---

① 洒洒（xiǎn xiǎn 显显）：寒栗貌。

暑症

　　暑症，脉虚身热，背恶寒面垢，身多汗，甚者闷乱不宁。然亦有轻重之辨，故有冒暑，有伤暑，有中暑。冒暑者，黄连香薷饮、益元散。泻者，五苓散。伤暑者，清暑益气汤，中暑者，人参白虎汤、清肺汤。随其轻重而调治之，鲜有不效者。昔洁古以静而得之为中暑，中暑者，阴症也，其病必头痛恶寒，身形拘急，使周身之阳气不得发越，大顺散热药主之。动而得之为中热，中热者，阳症也，其病必大发热，大渴引饮，汗大泄，乃为热伤肺气，白虎汤、苍术等汤凉药主之。噫！暑与热一病也，奈何分动静，又分阴阳哉？彼所谓深堂大厦而受寒凉，使形体拘急，此正四时伤寒，稍一解表则阳气自伸，身热自退，安得以中暑名之？况大顺散本为夏月多吃凉水瓜菓，用此散使治中寒呕逆者耳，于中暑何与？若予所谓中暑者，即《经》所谓"邪之所凑，其气必虚"是也，惟其人中气已虚，故邪热得以深入，是热伤气分也。气分热伤则脉虚，邪阳横行则身热，壅上则面垢，背恶寒，是宜以伤暑、中暑名之，而以重剂治之也。其感之轻者则为冒暑，而以轻剂调之也。若中热之人中气不虚，故身虽受大热，此但肌肉受之，甚则延入肠胃，或渴或泻，身虽燥热，而无怠倦，脉必强盛而不虚弱，是有馀之症也，当用白虎、黄连解毒清凉之剂治之。若非伤暑不足之症，当清当补者比也。故曰：脉盛身寒，得之伤寒。盖寒伤形而不伤气也，其即避暑深堂大厦而受寒凉之谓欤。又曰：脉虚身热，得之伤暑。盖暑伤气而不伤形也，其即气虚之人，暑邪深入之谓欤。外夏月有中暍症，即中暑也，但中暍，太阳膀胱经受之，中暑，心与小肠受之，少有异耳。

治暑药方

生脉汤

生津止渴，补天元之真气。

人参一钱　麦门冬二钱　五味子八分

上剉，水一钟，煎七分，服。

谨按：用人参益元气，麦门清肺金，五味子收耗散肺金，滋肾阴，胜热。

香薷饮

治伏暑引饮，口燥咽干，或吐或泻。

厚朴去皮，姜汁炙熟，半升　白扁豆微炒，半斤　香薷去土，一斤

上㕮咀，每服三钱，水一钟，入酒少许，煎七分，沉冷，不拘时服。热则作泻，香薷须陈者佳。

谨按：香薷分利暑气，厚朴散结调中，白扁豆安脾。

大顺散

治冒暑伏热，引饮过多，脾胃受湿，水谷不化，霍乱呕吐，脏腑不调。

甘草三斤，炙　干姜　杏仁去皮尖，炒　肉桂去皮，各六两四钱

每服三钱，水二钟，煎五七分，温服。

谨按：用干姜、肉桂以散中寒，甘草、杏仁以救肺。

六和汤

治心脾不调，气不升降，霍乱转筋，呕吐泄泻，寒热交作，痰喘咳嗽，胷①膈痞满，头目昏痛，肢体浮肿，嗜卧倦怠，小便赤涩，并伤寒阴阳不分，冒暑伏热，烦闷，或成痢疾，中酒烦渴畏食，妇人胎产中亦可服。

砂仁　半夏汤泡七次　杏仁去皮尖　人参　甘草炙，各一两　赤茯苓去皮　藿香叶去土　白扁豆姜汁略炒　木瓜各二两　香薷　厚朴姜汁制，各四两

上㕮咀，每服一两，水二钟，生姜三片，枣子一枚，煎至一钟，温服。

十味香薷饮

清暑气，和脾胃。

香薷一两　人参去芦　陈皮去白　白术土炒　黄芪去芦　白扁豆炒，去壳　甘草炙　厚朴去皮，姜汁炒黑色　干木瓜　白茯苓去皮，各半两

上为末，每服二钱，热汤冷水任调下。

谨按：用香薷清暑气，人参、白术、陈皮、茯苓、甘草补中益气，黄芪实腠理以止汗，汗泄不无散气，亡津液，故佐以木瓜收脱散之气，兼生津液。白扁豆安脾和胃，厚朴散结调中。

---

① 胷：同"胸"。下同。

清暑益气汤

治长夏湿热蒸人，人感之，四肢困倦，精神减少，懒于动作，胷满气促，肢解疼痛，或气高而喘，身热而烦，心下膨闷，小便黄而数，大便溏而频，或痢或渴，不思饮食，自汗体虚。

黄芪　苍术米泔制　升麻各一钱　人参　白术　神曲　陈皮　泽泻各五分　甘草　酒柏　麦门冬　当归各五分　葛根二分　五味子九粒　青皮二分半

上㕮咀，作一服，水二大钟，煎至一钟，去滓温服。

谨按：用人参、黄芪、甘草、白术补中益气为主，青皮、陈皮理气为标，神曲调脾胃以进饮食，升麻、葛根清热解肌，苍术安脾燥湿，泽泻利小水以渗湿热，当归理血，黄柏救肾，麦门冬、五味子清热以救肺金。

益元散

治中暑身热，小便不利，此药性凉，除胃脘积热，又淡能渗湿，故利小便而散湿热也。

甘草一两　滑石六两，水飞

共为末，每服三钱，蜜水调下。

谨按：滑石①性寒，能清六腑之热，甘草性平，能缓诸火之势。

---

① 滑石：原作"活石"，据延宝本改。

人参白虎汤

治中暑发热，大渴引饮，汗泄，脉弦细芤迟。

五苓散

治中暑烦渴，身热头痛，霍乱吐泻，小便赤少。如心神恍惚，加辰砂如桂分量，又名辰砂五苓散。

竹叶石膏汤

治中暑烦燥，口渴引饮。

湿症

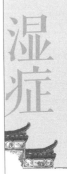

湿有自外而得者，有自内而生者，有风湿相搏者，有湿热相搏者，有独伤于寒湿者。《要畧①》曰：太阳病，关节疼痛而烦，脉沉而细者，此为中湿。东垣曰：地之湿气，感则害人皮肉筋脉。故卑湿之地，浊气薰蒸，坐卧其上，百体②感伤，此自外而得之者也。《经》曰：诸湿肿满，皆属脾土。故人酒水过多，生冷无节，脾土频伤，遂成肿胀，此自内而生者也。先伤于风，后伤于湿，而为风湿相搏者，当先微汗，以散其风，后用五苓、二妙以利其湿，若大发其汗，则风去而湿不去，湿愈沉着而入府藏③矣。又有先伤于湿，后伤于热，而为湿热相搏者，盖热胜则伤血，血不养筋，故大筋短软而为拘挛；湿胜则伤筋，筋不束骨，故小筋弛长而为痿。当先用清凉以彻其热，后用疎利以行其湿，斯有次第，而获愈矣。又有冬月春初，人居寒湿之地，寒气袭人，湿乘肌入。《经》曰：寒湿之中人也，令人皮肤不收，筋肉坚紧，荣血泣，卫气去，故曰虚。急宜以四逆汤加羌活、苍术，温以散之，否则与中寒相等，而患不小矣。此五症者，皆究湿家之

---

① 畧：同"略"。下同。
② 百体：延宝本同。《苍生司命·卷二·湿证》作"身体"。
③ 府藏：通"腑脏"。

所不容废也。

湿热相生论

丹溪曰：湿土生痰，痰生热。又曰：湿生热，热伤血。是热亦有因湿而生者。《医林类集》云：热气薰蒸，水液不行，日久成湿。是湿亦有生于热者。故治湿者，见大便奔急，小便淋涩，胸腹燥满，此湿中有热也。治湿而亙兼治热者也。治热者，见有脉细而首如裹[1]，后重而粪稀溏，此热中有湿也。治热而亙兼治湿者也。外有燥症者，目赤口干，便秘烦燥，又当用润药以润其燥，非治湿热论也。

燥热、湿热不同论

病有燥热，有湿热，夫热一也，而有燥与湿之不同，何哉？《易》曰：水流湿，火就燥。然则燥湿之义，其来远矣。今按燥热多属心火而成，湿热多属脾湿而成。河间曰：将息失[2]亙，心火暴盛，然暴盛之后，虽成[3]眩仆，而暴盛之势横行，肠胃津液稍亡，遂成秘结。是时也，芩、连、枝、栢，百剂何补？必也其润之乎！故轻则通幽汤、润肠丸，重则三乙承气汤，不一二剂而即愈矣。丹溪曰：湿土生痰，痰生热。热在肠胃之外，湿在肠胃之中，故大便稀溏而后重下迫。是

---

① 裹：同"裹"。下同。
② 失：原作"火"，据延宝本及《苍生司命·卷二·燥热湿热不同论》改。
③ 成：延宝本同。《苍生司命·卷二·燥热湿热不同论》作"或"。

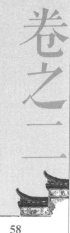

时也，八物、十全，百剂无益，必也其燥之乎！故轻则茯苓渗湿汤倍加苍术、羌活，重则羌活胜湿汤倍加芩、连、枝子，亦不数服而获愈矣。由是观之，则知燥者润之，辟则火燔盛而有水以制之也。湿者燥之，辟则水濡渗而有土以制之也。五[1]行之理不精，别之可乎？虽然燥者润之，固矣，不有养血以为之本乎？盖养血则阴日生，阳不独旺，血液流行，肠胃滋润，何燥结之有哉？湿者燥之，固矣，不有健脾以为之本乎？健脾则宗气日举，荣卫流通，热化为汗，湿化为溺，又何湿热之有哉？

治湿药方

羌活胜湿汤

治脊痛项强，腰似折，项似拔，上冲头痛及足太阳经不行。

羌活去芦　独活去芦，各一钱　藁本　防风去芦，各五分　蔓荆子二分　川芎二分　甘草五分，炙

如身重腰沉沉然，乃经中有湿热也。加黄柏一钱，附子半钱，苍术二钱，水二钟，煎至一钟，去滓温服。

黄芪防己汤

治中气不足，风湿外乘，㽷[2]浮身重，自汗恶风，或痛，

---

① 五：原作"三"，延宝本亦作"三"。据《苍生司命·卷二·燥热湿热不同论》改。
② 㽷："㽷"之讹字。㽷，同"脉"。

脉大浮虚也。汗出恶风，乃风伤卫，不能固护皮毛也；身重者，湿也；痛者，风湿相搏也。治宜散风湿，补中气，实腠理可也。

防己_{苦寒，五钱} 白术_{苦温，四钱} 炙草_{甘温，三钱} 黄芪_{甘温，六钱}

水二钟，内加姜三片，枣二枚，煎一钟服，妙。如喘者，加麻黄、半夏，有汗不必加麻黄。气上冲加桂枝，寒加细辛。

谨按：用防己驱风散湿，白术、甘草补中燥湿，黄芪补卫气，实腠理以止汗。

平胃散

治脾胃不和，不进饮食，常服暖胃消痰。

苍术_{米泔浸，五斤} 厚朴_{姜制，炒} 陈皮_{各三斤二两} 甘草_{炒，三十两}

上为末，每服五钱，姜三片，枣一枚，煎服。

五苓散

治内伤饮食有湿，小便赤少，大便溏泻。

二陈汤

治脾弱不能制湿，内生积饮。

二妙散

治湿热，腰膝疼痛。

燥症

《经》曰："诸涩枯涸，干劲皴揭，皆属于燥。"然燥有二义，惟肺无所尅，则得其清肃之令；肺有所资，则得其化生之源。故《灵枢经》曰：上焦开发，宣五谷味，充肤泽毛，若雾露之溉，是之谓气。是气也，即肺之气也，是无所尅，而得①其清肃之令者也。《经》又曰："饮入于胃，游溢精气，上输于脾，脾气散精，上归于肺"，是有所资，而得其化生之源者也。由是肺液日生，通调水道，内润腑脏，外泽肌肤，何燥之有？唯夫北方之水既亏，则南方之火自旺，火能尅金，金不清肃，此一义也。又或胃气下留②，莫能输脾，脾气濡弱，莫能输肺，是母不养子，子无化生，此又一义也。由是精液日耗，枯涸日生，肌肤不泽，脏腑不荣，皮聚而毛落，皴揭而血出③，其燥也极矣。《原病式》独言火盛尅金，水液衰少，以致燥涩，而未及母不荣子之义。今并及之，始悉治法宜壮水之主，以制④阳光，则金无所克；养脾之精，以滋肺液，则金有所资。养血润燥，斯获全功矣。

---

① 得：原作"湿"，延宝本亦作"湿"。据《苍生司命·卷二·燥证》及上文"得其清肃之令"改。

② 留：延宝本同。《苍生司命·卷二·燥证》作"陷"。义胜。

③ 出：延宝本同。《苍生司命·卷二·燥证》作"衰"。

④ 制：原作"父"，据延宝本及《苍生司命》改。

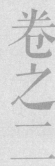

治燥药方

地仙膏

治一切燥症。盖燥症乃由津液不足所致，治宜益津液，润燥。

山药_{苦、甘，凉} 五斤　杏仁_{捣成泥} 一斤　牛乳_{甘，温} 三斤

山药生洗捣汁，渣不用，三味合为一剂，用新磁瓶盛贮，封固瓶口，重汤煮一昼夜，每以温酒化下三五匙，日进三服。

谨按：用山药补阴血，液皮毛，杏仁润肺，液皮肤，牛[①]乳生津血以润燥。

四物汤[②]

八物汤

六味地黄丸

琼玉膏

治血虚，皮肤枯燥及消渴等证。

---

① 牛：原作"中"，据上文改。
② 四物汤至六味地黄丸：原文三方下无内容。

火热详论

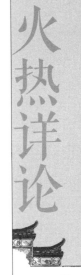

火何自而起乎？气之不得其平者为之也。五脏六腑皆有其气，气得其平则荣卫冲和，腑脏舒畅，何火之有？苟一经之气失其常度，故有冲逆搏击，乖隔成滞，此火之所由以起也。火在诸经，或一经之自病，或别经之见尅，或二经之遗病，或数经之合病。然亦有虚火，有寔火，有相火，有燥火，有湿火，有爵火，有猛烈之火，有无名之火，皆不可不知者也。常见忿懥生肝火，忧虑生肺火，焦思生心火，思想无穷生肾火，倦劳生脾火。此五者，皆本经之自病也。本经自病则治在本经，尤防别经之相尅。心火太过，必尅肺金，清肃之令衰矣；肺金太过，必尅肝木，发生之气萎矣；肝木太过，必尅脾土，化生之源隳矣；脾土太过，必损肾水，津液之源涸矣；肾水太过，反助心火，君主之官夺矣。此五者，别经之相尅者也，别经相尅则治在别经，尤加究本经之药。其二经之遗病何也？如肺有火，咳嗽日久，必遗热于大肠，则成泄泻；如脾有火，则口渴、口干，必遗热于胃，则成胀满；如心有火，炎灼日久，必遗热于小肠，则成小便淋秘；如肝有火，胁痛日久，必遗热于胆，则成汁溢而口苦；如肾有火，盗汗遗精，必遗热于膀胱，则成白淫淋沥。此则治在脏而腑病自消焉。又或有数经之合病，端绪难寻，攻伐未易，此则当择其尤重者而切治之，审其先发者而专攻之。或上病而下

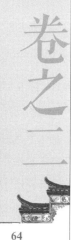

取之，如目疾赤肿大痛，用防风通圣倍硝、黄以泻下焦之类是也；或下病而上取之，如下焦寒泻，灸百会穴以举散下焦之寒是也。此精微之理寓于其中，非深造者莫之悟也。火证有寔火者焉，心火燔灼，胃火助之，而元气未损，真精未亏。或因醇醪之蕴热，或因暴热之外侵，目①赤喉痛，胸满气喘，宜正治之，所谓怯②热不远寒者是也。如黄连鲜毒、白虎、天水、导赤、左金、泻白、承气，皆泻实火，当审经而选用之，中病则止，毋过剂以损真阳也。有虚火者焉，东垣云饮食所伤、劳倦所损，或气高而喘，身热而烦，或脉洪大而头痛，或口发渴而身热。症象白虎，但脉虚而不长也。以寔火治之立殒，唯当以甘温补其中，兼甘寒以泻其火则愈。故立补中益气汤以补之，调中益气汤以调之，当归活血汤以养之，皆善。又有相火者焉：相火原无定位，寄于肝肾二经之间，乃下焦胞络之火，元气之贼也。相火一动，便上肝膈，入肺中，循喉咙，燥舌本，令人身热咳嗽、咯血遗精、肌③肉削消，此龙④雷之火，非芩、连、栀子、硝石所能治，必如河间所谓"养血益阴，其热自退"，丹溪所谓"滋阴则火自降"，王冰所谓"壮水之主，以制阳光"也。此皆救本之治，乃所以深治之也。又有燥火者焉：燥火起于血衰，血衰则荣卫涩

---

① 目：原作"因"，据理改。
② 怯：延宝本作"治"。《苍生司命·卷二·火证详论》作"祛"。二者均义胜。
③ 肌：原无，延宝本亦无。据《苍生司命·卷二·火证详论》补。
④ 龙：原作"泷"，据延宝本改。

滞，脏腑不润，肠胃行迟，大小便秘。是时也，芩、连、枝、栢，百剂无补，必也其润之乎。急则治其标，通幽汤、八正散、润肠丸润之于先；缓则治其本，四物汤、桃仁、麻仁、郁李仁、白砂蜜润之于后。庶几血可生，燥可泽，而病可痊矣。有湿火者焉：湿生乎热，热生乎湿，湿热相生，多成胀满，或痿与鼓从而生焉，故有大便久秘，及更衣则又溏甚，此何以故？盖热在肠胃之外，故秘；湿在肠胃之中，故溏。此当用东垣胜湿汤，重则芩、连，少加五苓，并二妙、香连，斯湿热兼治之矣。有猛烈之火：丹溪所谓火盛不可骤用寒凉，须以生甘草兼泻兼缓。盖恐扑之而愈张，抑之而愈扬。惟和以养之，则猖狂自定。诚妙论也。又有爵火者焉：爵火抑遏于脾土之中，东垣用升阳散火以汗之，所谓"火爵发之"者是也。若真元虚，真阴惫，皆不可发矣，慎之。又有无名之火：一发即不识人，或狂言失志，或直视声鸣，或手足瘛疭，或目闭无言，或发数日而终者，或一发便脱者，或卧枕而逝，人不及知者。既无经络之可寻，又无脉症之可据，即①《内经》所谓"暴病暴死，皆属于火"者，非是之谓与？或问，诸症皆敷明其理，而火症独谆谆然，千言不置此，何以故？予曰：江南之地，惟火十居八九，医者视为泛常，朦胧处治，乖谬殊甚。予经历此症二十②年，故以躬行寔践详著此论，以

① 即：原作"白"，延宝本同。据《苍生司命》及《方症会要》改。
② 二十：延宝本同。《苍生司命·卷二·火证详论》作"数十"。

为后学引进云耳。有志深造者，自有《素问》《难经》在焉。

治火热方

左金丸

治肝火。

黄连六两　吴茱萸一两或半两

上为末，水丸，或蒸饼丸，白汤下五十丸。

谨按：用黄连之寒胜火除热，佐吴茱萸之辛散欝，为肝经引使。

东垣泻阴火升阳汤

治肌热烦热，面赤食少，喘咳痰盛。

羌活　甘草炙　黄芪　苍术各一两　升麻八钱　柴胡一两半　人参　黄芩各七钱　黄连酒炒，半两　石膏半两，秋深不用

上㕮咀，每服一两或半两，水煎，此药发脾胃火邪，又心胆肝肺膀胱药也，泻阴火，升发阳气，荣养气血者也。

谨按：用苍术、羌活以疎壅湿，芩、连、石膏以清热，人参、黄芪、甘草补中健脾，升麻、柴胡发阳气上越。

三黄丸

治男子、妇人三焦积热，咽喉肿闭，心膈烦燥，小便赤涩，大便秘结。

黄连去芦头①　黄芩去土　大黄煨，各半两

---

① 头：原作"页"，据延宝本改。

上为末，炼蜜丸如梧子大，每服四十丸，热水吞下。

谨按：用黄芩泻肺火，黄连泻心火，大黄泻胃火。

大金花丸

治中外诸热、寝汗咬牙、时语惊悸、溺血淋秘、咳衄血、瘦弱、头痛并骨蒸肺痿，喘嗽，去大黄加栀子名曰栀子金花丸，又曰既济解毒丸。

黄连　黄栢　黄芩　大黄各等分

自利去大黄，加栀子。上为末，滴水丸如小豆大，每服二三十丸，新汲水下。

谨按：用黄连泻心火，黄栢泻肾火，黄芩泻肺火，大黄泻肠胃火。

神芎丸

治三焦积热，风痰壅滞，头目赤肿，或生疮疖，咽膈不利，或肠胃结燥，小便赤涩，大便闭塞，一切热证。

大黄生　黄芩各二两　牵牛生　滑石各四两　黄连　薄荷川芎各半两

上为末，滴水丸如梧子大，每服五十丸，温水食后下。

凉膈散

治大人小儿脏腑积热，口舌生疮，痰实不利，烦燥多渴，肠胃秘涩，便溺不利。

连翘四钱四分　甘草　川大黄　朴硝各一钱　薄荷　黄芩山栀子各一钱

上水二钟，竹叶七片，蜜少许，同煎一钟，食后服。

犀角地黄汤

治风热太甚，眼赤目痛，喉闭，口疮，丹毒。

防风通圣散①

小柴胡汤

大柴胡汤

诸承气汤

升阳散火汤

---

① 防风通圣散：防风通圣散至升阳散火汤，原书五方下均无内容。

郁症

　　愚按：丹溪先生治病，不出乎气血痰三者，故用药之要
有三：气用四君子汤，血用四物汤，痰用二陈汤。又云久病
属郁，立治郁之方曰越鞠丸。盖气、血、痰三病多有兼郁者，
或郁久而生病，或病久而生郁，或悮①药杂乱而成郁。故予每
用此三方治病，时以郁法参之，气病兼郁则用四君子加开郁
药，血、痰病皆然。故四法者，治病用药之大要也。

　　《内经》曰"木郁达之"，谓吐之令其条达也，瓜蒂散、
盐汤探吐。"火郁发之"，谓汗之令其疎散也，升阳散火汤。
"土郁夺之"，谓下之令无壅碍也，三承气汤、备急丸。"金郁
泄之"，谓渗泄解表、利小便也，麻黄葛根汤、小柴胡汤、四
苓散。水郁折之，谓抑之制其冲逆也，大补丸、滋肾丸。此
治五郁之大旨也。丹溪曰：气血冲和，百病不生，一有怫郁，
诸病生焉。郁有六：气、湿、血、痰、火、食。

　　气郁者，其状胸满胁痛，脉沉而涩，治用二陈汤加香附、
抚芎、苍术。

　　湿郁者，周身走痛，或关节痛，遇阴寒则发，脉沉而细

---

① 悮：同"误"。下同。

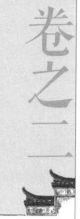

缓，头重痛，治用升阳除[①]湿汤加白芷、川芎、苍术、茯苓。

血嚭者，四肢无力，能食，便血，脉沉涩而芤，治用四物汤加桃仁、红花、青黛、香附子。

痰嚭者，动则喘，寸口脉沉而滑，治用二陈加海石、南星、香附、瓜蒌仁、化痰丸。

火嚭者，目眵，小便赤涩，脉沉而数，治用二陈加枝子、青黛、香附、苍术、抚芎。

食嚭者，嗳酸胸满，腹胀不能食，左寸[②]脉平和，右寸[③]脉紧盛，治用二陈汤加香附、苍术、山查、神曲或保和丸。

夫嚭者，结聚而不发越之谓，故治嚭者皆当以顺气为先，消积次之，通用越鞠丸、六嚭汤。诸嚭脉皆沉，沉则为嚭，但兼芤、涩、滑、数、紧、缓之不同耳。嚭在上，则见于寸，嚭在中，则见于关，嚭在下，则见于尺。诸嚭药，春加防风，夏加苦参，秋冬加吴茱萸。凡嚭在中焦，以苍术、抚芎开提其气以升之。假令食在气上，气升则食自降也。

治嚭方

越鞠丸

解诸郁，又名芎术丸。

苍术　香附　抚芎　神曲　枝子炒，各等分

---

① 除：原作"徐"，延宝本亦作"徐"，据医理改。
② 寸：延宝本同。《苍生司命·卷二·郁症》作"手"。
③ 寸：同上。

上为末，水丸如菉豆大，每服五十丸，温汤下。

六鬱汤

治一切鬱症。夫鬱因气滞不行，鬱而成热，热而成湿，湿鬱成痰。

橘红一钱　香附七分　抚芎一钱　砂仁七分　苍术一钱　半夏八分　枝子七分　甘草五分　赤茯苓一钱

加姜三片，水钟半，煎八分，温服。

谨按：用橘红、香附、抚芎、砂仁等诸药以行滞气为本，半夏豁痰，用苍术、茯苓理湿，栀子清热者为标，甘草以和药性。

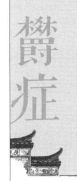

痰症

痰者，津液所结，火錬①成痰。盖无火之人，津液四布，滴入心分，变化而赤，则成血矣。惟有火薰蒸，则津液錬而成痰。轻者治之，火渐降，痰渐消，血渐生，尤可安矣。重者不生血而生痰，劳病是也。然痰症不同，有湿痰，有燥痰。湿者燥之，南星、半夏、苍术、枳实之类；燥者润之，瓜蒌、杏仁、贝母、天花粉、海石、海粉之类。大法：痰在上焦，宜涌吐；中焦，宜解化；下焦，宜攻利。当分虚寔为急。虚者可补，如六君子汤通治气虚生痰；四物汤去地黄，加贝母，通治阴虚生痰。实痰可攻，如瓜蒂散吐风痰，益元散治酒痰、热痰，保和丸攻食积痰，神术丸救痰饮是也，滚痰丸、化痰丸下诸痰，从幽关泄去，惟寔人宜用，虚者误服，立危。外又有妇人懟怒，心火亢盛，津液生痰不生血，致肌烁不月。《要畧》谓昔肥今瘦者，痰也，亦宜四物汤加开懟清心顺气之剂，稍兼化痰。捴②之治痰者，必以健脾为主，顺气为先，盖脾健则痰运，气顺则痰行，健脾补中用参苓白术散、八味丸，是治其本也。然须看痰与火熟③急，火盛先治火，痰盛先治

---

① 錬："鍊"的讹字。鍊，同"煉"。
② 捴：同"总"。
③ 熟：通"孰"。

痰，但不可亏损中气，致难收功。丹溪云：痰在胁下，非白芥子不能达，痰在四肢，非竹沥不能行。脉浮者当吐。二陈汤管一身之痰。咸至论也。又曰：治痰用利药过多，致脾气虚，则痰易生而反多。又曰：虚弱人中焦有痰，胃气亦赖所养，不可尽攻，尽攻则愈虚而愈剧。此又不可不知。其他症变多端，王隐君议论悉并，学者最宜详玩。

枳实泻痰，有冲墙倒壁之功；黄芩治痰，假其下火也；天花粉大能降膈上热痰；海粉热痰能降，湿痰能燥，顽痰能消。师云：痰火日久，脉气渐虚，医家用参、芪以助元气，脉愈虚涩，甚至加促，倦弱益甚，此其故何哉？细思之，脉属于血，气以鼓之。上"䖝"字以"血"字在傍，意可想见。今痰火日久，血液渐衰，火助阳旺，阴气将竭，久用参、芪则阳愈盛而阴愈虚，脉遂或涩或促，或微或代，医不察理，专用补阳之剂，危亡立待，纵有延捱岁月，终难收功。《明医指掌》痰症歌诀宜玩。

治痰症方
二陈汤
一身之痰都管，治痰要药也。欲下行，加引下药，欲上行，加引上药。

半夏　橘红陈皮去白者是，各五两　白茯苓去皮，三两　甘草炙，一两半

上㕮咀，每服四钱，水二盏，生姜七片，煎至六分，热服。

谨按：橘红利气，为君；半夏豁痰，为臣；茯苓渗湿，

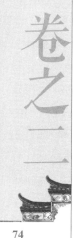

为佐；生草泄火，为使。

导痰汤

治一切痰症。《元戎》[1]云：痰因气巘所致，利气则痰自行。

南星炮，一两　橘红去白，一两　茯苓去皮，一两　枳壳去穣，麸炒，一两　甘草炙，半两　半夏一两，姜制

上咬咀，每服五钱，生姜五片，水二钟，煎七分服。

谨按：此方用橘红、枳壳利气为本，南星、半夏豁痰为标，茯苓渗湿，生草泄火和药。

清气化痰丸

清头目，凉膈，化痰利气。

半夏姜泡七次，二两　陈皮去白　茯苓去皮，各一两半　薄荷叶　荆芥穗各五钱　黄芩酒浸，炒　连翘　栀子仁　桔梗去芦　甘草炙，各一两

上为末，姜汁煎，水打糊为丸，如梧子大，每服五十丸，食后临卧各一服，如肠胃燥实，加酒炒大黄、芒硝各一两。

谨按：此方即二陈汤与凉膈散相合是也，盖痰因火动，故作育[2]膈痞满，头目昏眩，今因二陈以豁痰利气，凉膈以降火散风热。吤[3]，病之不瘳哉。

王隐君滚痰丸

括曰：甑里翻身甲挂金，于今头戴草堂深，相逢二八求

① 元戎：《医垒元戎》。元代王好古撰。
② 育：同"胸"。下同。
③ 吤（nuò诺）：同"喏"。叹词，表示让人注意自己所指的事物。

斤正，硝煅青礞倍若沉。十七两中零半两，水丸梧子意常斟，千般恠①症如神效，水泻双身却不任。

大黄酒蒸　黄芩酒洗净，各八两　沉香半两　礞石一两，搥碎，焰硝一两用，入小砂罐内，及硝盖之，铁线练定，盐泥固济，晒干，火煅红，俟冷取出　一方加朱砂二两研为细末为衣

上为细末，水丸梧子大，每服四五十丸，量虚实加减，服茶，清温水任下，临卧食后服。

谨按：用大黄、黄芩为君，大泻阳明湿热之药，礞石以坠痰，沉香则引诸气，上而至天，下而至泉，为使也。

参苏饮

治外感风寒，痰饮停积胸膈，咳嗽气促，言语不能相续者。

平胃散

治有湿痰倦怠，软弱嗜卧，沉困无力。

五苓散

治脐下有悸，停饮癫眩，吐涎沫。

金匮肾气丸即六味地黄丸②

治肾气有饮，故用此药补肾逐水。

六君子汤

治脾虚不进饮食，呕吐痰水。

---

① 恠：同"怪"。
② 金匮肾气丸即六味地黄丸：二方实际并非同一方，金匮肾气丸出自《济生方》，六味地黄丸出自《小儿药证直诀》，组成、主治各不相同。

咳嗽症

《内经》曰：秋伤于湿，冬必咳嗽。河间曰：咳谓无痰而有声，肺气伤而不清；嗽谓无声而有痰，脾湿动而生痰也。咳嗽谓有声而有痰，盖因伤于肺气，动于脾湿，咳而为嗽也。然嗽症不同，有因风寒暑湿之邪伤肺而嗽者，此外因也，必显症于外，鼻塞声重，恶寒是也。治法：因风寒嗽者，三拗汤加知母，脉浮大有热加黄芩、生姜；喘嗽遇冬则发，此寒包热也，解表则热自除；感冷则嗽者，膈上有痰，二陈汤加枳壳、黄芩、桔梗、苍术、麻黄、木通、生姜。有火爵于肺而嗽者，有声无痰，面赤是也，俗名为干咳嗽，难愈。治法：夏月火炎上，嗽最重，宜用芩、连、栀子；上半日嗽多，胃中有火，知母石膏汤①降之；午后嗽多者，属阴虚火盛，四物汤加知母、黄柏、麦冬、五味；黄昏嗽多者，火气浮于肺，不宜用凉剂，五味、五倍敛而降之；早晨嗽多者，此胃中有食积，至此时，火气流入肺中，宜知母、地骨皮降之。有湿痰嗽者，嗽动便有痰声，痰出嗽止是也。治法：用二陈汤加南星、贝母、竹沥、海粉、海石、青黛、瓜蒌仁。痰因火动，逆上作嗽者，先治火，宜芩、连、栀、

---

① 汤：《苍生司命·卷三·咳嗽》无此字。

咳嗽症

77

栢，后治痰，用前药，通用清气化痰丸。有阴虚而嗽者，其气自下而上，多重于夜分是也，治宜四物合二陈，顺而下之，加炒栀、栢犹佳。有劳嗽者，盗汗出，兼痰多作寒热，干咳声哑，痰中有血丝红点是也。治法：主补阴清金，四物汤。咳而痰中带红点者，四物汤加知、栢、五味、人参、麦冬、桑皮、地骨皮。阴虚劳嗽，通用百部、欸①冬、紫苑②、百合、沙参、麦冬、五味、知、栢、芩、芍、生地。内热骨蒸，加丹皮、地骨皮，又有肺胀嗽者，动则喘，气急息重是也。肺因火伤，遂成矗遏胀满，治主收敛，用诃子为君，佐以海粉、香附、青黛、杏仁之类。咳嗽左不得眠者，肝胀，宜小柴胡汤加青皮、白芍、芎、归，入嗽药；右不得眠者肺胀，宜桔梗、枳壳、瓜蒌、黄芩、甘草，少入青皮、白芍。以上二症皆难治。嗽而胁痛者，宜用青皮疏肝气，有因久嗽成肺痈、肺痿者，则云门、中府作痛，吐咯脓血，臭秽不可近是也。治痈用丹溪桔梗汤，治痿宜养血养气，养肺清金，用丹溪海藏紫苑散、知母茯苓汤。大抵咳嗽，有痰居多，故治嗽者当以治痰为先，治痰者必以顺气为主。故以南星、半夏胜其痰，而嗽自愈，枳壳、橘红利其气，而痰饮自除。凡诸嗽，须分新久用药，如肺虚受嗽，加五味、欸冬、紫苑、兜③铃之类补之；若肺实有火邪者，宜桑白皮、花粉、片芩、

---

① 欸：同"款"。下同。
② 苑（wǎn碗）：通"菀"。今统用"菀"。下同。
③ 兜：同"兜"。下同。

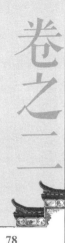

杏仁、桔梗、枳壳之类泻之。夏月嗽而发寒①热者，谓之热嗽，小柴胡汤加石膏、知母；冬月嗽而发寒热者，谓之寒嗽，小青龙加杏仁。凡嗽，春是春升之气，夏是火炎于上，秋是湿热伤肺，冬是风寒外束。用药发散之后，必以半夏等药逐去其痰，庶不再作。外伤寒有水结胸嗽者，宜小青龙、小半夏茯苓汤。

嗽脉宜浮滑，忌弦数细涩。

伤风寒咳嗽，七日内必大嗽，七日后必生清痰，痰稠吐出则咳方愈的系风寒，方可用三拗汤加桔梗、紫苏。

产妇伤风咳嗽，治宜驱风散邪带表，四物汤。如风邪未②尽即行大补，久久成劳，难治。

劳嗽，上嗽下泻，用嗽药，嗽止则泻甚，服香连丸则泻止复嗽。肺与大肠为表里，此脏腑俱病，不可兼治者，死。

久嗽肉脱者，用嗽药多不效，补中健脾则嗽止，此虚则补其母，以脾主肌肉。病有本而标之之意也，然病多不救③。《经》曰"大肉已脱，九候虽调，犹死"是也。

新嗽易愈，久嗽难愈。所以难愈者，由病邪传变而入深也。

阴虚火动而为喉痹音哑者，不治。

嗽而发热不止者，难治。

---

① 寒：底本及延宝本均阙。据《苍生司命》及下文"冬月嗽而发寒热者"补。
② 未：延宝本同。《苍生司命·卷三·咳嗽》作"已"。
③ 救：犹治。

嗽而大便泄者，难治。

肺痈作痛，肺痿不作痛，痿病^①而痛稍轻也，俱难治。

治咳嗽方

五拗散

治风寒咳嗽，肺气喘急。

麻黄_{不去节}　杏仁_{不去皮}　甘草_{生用}　荆芥穗　桔梗_{各一钱}
二分

上㕮咀，生姜三片，同煎，温服。咽痛甚者，煎热后加朴硝少许。一方去桔梗、荆芥，用半夏、枳实等分。

主方

杏仁_{去皮尖}　白茯苓_{各一钱}　橘红_{七分}　五味子　桔梗　甘草_{各五分}　半夏_{一钱}

上㕮咀，生姜三片，水煎，温服。

局方款冬花散

治肺受火邪，咳嗽发热。

杏仁_{七分}　桑白皮_{七分}　款冬花_{一钱}　阿胶_{一钱}　半夏_{七分}
贝母_{一钱}　知母_{一钱}　甘草_{五分}

加姜三片，水煎温服。

谨按：用杏仁、桑皮泄肺火，款冬、阿胶润肺止嗽，半夏、贝母豁痰，知母清热，生草泄火和药。

---

① 痿病：延宝本同。《苍生司命·卷三·咳嗽》作"痿甚"。当从。

琼玉膏

治干咳嗽者。

生地黄四斤　白茯苓十三两　人参六两　白蜜二斤

上以地黄捣汁，以参苓为末，拌入蜜汁，用瓶贮，以纸箬包其口，用桑柴火蒸煮[①]三昼夜，取出再换蜡纸包，封十数重，沉井底一昼夜，取起，再如前蒸煮一日，白汤点服，须于鸡犬不闻处制之。

小柴胡汤

治咳嗽寒热往来。

四物汤

治阴虚咳嗽。

六味地黄丸

治肾血移热于肺咳嗽。

二陈汤

治痰咳嗽。

败毒散

治伤寒发热，咳嗽头痛。

参苏饮

治上膈有热，咳嗽声重。

金沸草散

治感冒寒邪，鼻塞声重，咳嗽不已。

---

① 煮：同"煮"。下同。

小青龙汤

治感寒咳嗽，喘息不得睡卧，及治伤寒表证不解，心下有水气，干呕发热，咳嗽气喘。

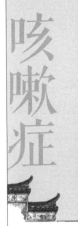

哮喘症 附短气

肺为五脏华盖，主持诸气。肺气受伤，呼吸之息不得宣通，斯①哮喘之病生焉。哮以声响言，喘以气息言。喘促喉中如水鸡声者谓之哮，气促而连续不能以息者谓之喘。喘症有虚有寔，未有不由痰火内爵、风寒外束而致之者。风寒外束而喘者，此外感有馀之症，脉多浮大，药宜解表而喘自除，九味羌活汤加减。有风痰上逆作喘者，喘动便有痰声，脉多浮滑，治先降气，气降则痰自清，二陈汤加痰药。有火炎上而喘者，乍进乍退，得食即减，食已则发，此胃中有寔火，膈上有稠痰，有馀之喘也，脉洪数疾，二陈汤加芩、连、栀子，不可作胃虚，妄②投燥热药。有阴虚者，自脐下③火起，上逆而喘，脉弦数细，四物汤加知④、栢、黄芩。有气上逆而喘者，苏子降气汤。气虚及病久者，脉软弱无力，宜补中益气、六君子汤，或五味子汤加白术，或生脉散加阿胶。气寔因服补药而喘者，三拗汤。有水逆作喘者，脉沉濇⑤，宜小青龙、半夏汤。但气虚发喘者，必自汗出，阴虚发喘者，疾行

---

① 斯：延宝本同。《苍生司命·卷三·哮喘证》作"则"。
② 妄：同"妄"。下同。
③ 下：延宝本同。《苍生司命·卷三·哮喘证》作"上"。
④ 知：延宝本同。《苍生司命·卷三·哮喘证》作"栀"。
⑤ 濇：同"涩"。下同。

则喘甚，静坐则喘息，此秘验也。凡人喘未发时以扶正气为主，已发以攻邪为主。哮病专主于痰，寔者亙用吐法，亦有虚而不可吐者。治哮必使薄滋①味，不可纯用寒凉药，必兼散表，用青州白丸子有効。

外有短气不足者，以息似喘，但有虚有寔，不可作喘治。虚者，六君子加五味、麦冬；实者，痰气阻碍，导痰汤。肾气不能摄②精者，补肾丸。《金匮要略》云：短气不足以息者，寔也。此言痰寔。《内经》曰：言而微，终日复言者，此气夺也。是主虚言。

凡喘病上喘下泄者，死。上喘而小便利者，死。

两寸脉下陷者，死。

喘病危笃，鼻出冷气者，此肺绝也，死。

汗出如油，喘而不收，此六阳气脱也，死。

治哮喘方
又方
治寒包热而作痰喘，法当散外寒，清内热。

半夏姜制　枳壳炒　桔梗　片芩炒　紫苏　麻黄　杏仁去皮、尖　甘草

上水煎服，天寒加桂枝。

---

① 滋：原作"兹"，据延宝本改。
② 摄：同"摄"。下同。

谨按：用麻黄散表寒，黄芩清内热，枳壳、桔梗、紫苏利滞气，助半夏豁痰，杏仁降气定喘，甘草泻火和药。

苏子降气汤

治虚阳上攻，喘促咳嗽。

二陈汤

治风痰上逆作喘。

导痰汤

治风痰壅盛作喘。

四物汤

治阴虚火动上逆而喘，脉弦细数。

六君子汤

治气虚痰喘。

疟症

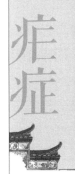

疟者，虐也，寒热令人难当，故以疟名。《经》曰：疟之始发也，阳气并于阴，则阳虚而阴盛，外无气，故先寒慄也。阴气逆极则复出之阳，阳与阴复并之于外，则阴虚而阳实，故先热而后渴。又曰：卫气者，昼行于阳，夜行于阴，邪气得阳而外出，得阴而内薄，内外相搏，是以日作。其间日而作者，其邪气之舍深内薄于阴，阳气独发，阴邪内着，阴与阳争，不得出，是以间日而作也，故先伤于寒，后伤于风，则先寒而后热，名曰寒疟；先伤于风，后伤于寒，则先热而后寒，名曰温①疟。其但热而不寒者，阴气先绝，阳气独发，则少气烦冤，手足热而欲呕，名曰瘅疟。此《内经》言得疟之由，临发之故。然此特指风寒二症言之，后世嗜欲日滋，故于风寒之外又有暑疟，有痰疟，有热疟，有食疟，有虚疟，有湿疟，有痎疟，有牝疟。暑疟者，脉虚身热，面垢，背恶寒，多汗，清暑益气汤、人参香薷②饮、天水散。痰疟者，发时便见痰声，或咳嗽，或涌喘，二陈汤、四兽饮加黄芩、柴胡、贝母、苏子等药。热疟者，热而不寒，频渴、频饮、烦

---

① 温：原作"湿"，延宝本亦作"湿"。据理及《苍生司命·卷三·疟证》改。
② 薷：原作"需"，延宝本亦作"需"。据理改。

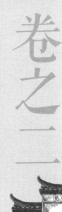

燥如狂，黄连解毒、三黄石膏、小柴胡去人参加白虎汤。食疟者，见食即恶，中焦爵闷不舒，必从饮食得来，橘半枳术丸、大安丸，或大安丸作汤，加人参、黄芩、柴胡最当。虚疟者，怠惰嗜卧，不喜食，呕吐，自汗，补中益气倍柴胡，调中益气倍白术。湿疟者，寒热身重，骨节烦疼，肿满，自汗，善呕，因汗出后浴，湿舍皮肤，羌活胜湿汤，羌活、苍术、柴胡、五苓散。痎疟者，老疟也，或经数月，或历数年，或气血大虚，或痰饮阻隔，或疟母痞块，虚者补之，痰者化之，痞块者鳖甲散加补药以消之。牝疟者，寒多不热，但渗戚①振栗，病以时作，此则多感阴湿，阳不能制阴也，河间苍术汤、浆水散主之，其先寒后热者，则用加减清脾饮；先热后寒者，则用柴胡加减桂姜汤。瘅疟者，即热疟也，治亦同法。其前疟症有夜发及薄暮发者，此病在阴分，必用血药渐渐趱②到阳分，然后愈。丹溪云：无汗要有汗，散邪为主带补；有汗要无汗，扶正气为主带散。疟渴用生地、麦冬、花粉、牛膝、知、栢、干葛、生甘草，甚则加石膏一钱。又曰：痎疟三日一发，阴经受病也，其病虽难愈，必先与参、术、陈皮、白芍等剂，佐以本经引用之药。若得汗而骵③虚，必须重补，俟汗通身，过委中，方是佳兆。东垣曰：夏月天气上行，秋月天气下行者，当顺天道。如先寒后热，太阳阳明合

---

① 渗戚：延宝本作"惨戚"。当从。惨戚，悲伤凄切。
② 趱（zǎn攒）：快走。
③ 骵：同"体"。下同。

病，白虎加桂也，此天气上行亙用之；若天气下行，则不亙
泻肺，亙泻命门相火则可矣。二公之言，至理存焉，学者亙
详味之。

疟症附别

疟症先热后寒者，何也？疟之寒热，皆由冬月外中风寒，
邪气沦①于肌肤，藏于骨髓，主夏秋暑热，胸髓烧②灼，腠理
开通，邪气因汗而出，出则阴虚阳盛，故大热也。邪气复入，
则阳虚阴实，故大寒也。其先寒后热者，何也？邪气搏于阴
中，荣气虚则卫气入，卫气入则腠理空疎，阳陷阴中，故肌
肉为之先寒也。邪正交争，则体战栗而寒，然邪终不胜正，
故卫气挟荣气，邪气复居腠理，阴从阳出，由是混淆，而成
大热也。终则三气各合其位，俄然汗出而疟觯矣。即"亢则
害，承迺③制"之义也。其瘅疟但热而不寒者，原感邪气，藏
于皮肤分肉之间，内不入于阴中，阳气独发故也。痎疟者，
荣卫俱病，中气极虚，故难愈。疟疾一日一发，二三日一发
者，平人卫气昼行阳二十五度，夜行阴二十五度，受邪轻则
正气未虚而行稍缓，日与邪气会遇，遇则作矣。受邪甚则正
气伤泣④而行迟，二三日始得一会，故隔日发也。一发即汗

---

① 沦：延宝本同。《苍生司命·卷三·疟证附别》作"凑"。沦，进入；渗入。
② 烧：延宝本同。《苍生司命·卷三·疟证附别》作"销"。
③ 迺（nǎi 奶）：同"乃"。下同。
④ 泣：通"涩"。

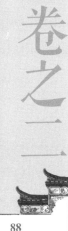

出，为中虚，宜补益①发；终日犹无汗为邪实，宜解表。

似疟数症

似疟数症：虚损痨瘵，每日午后，恶寒发热，至晚亦得微汗而解，脉必虚濡而数，不大，兹为辨耳，治之宜滋阴药。伤寒太阳病八九日如疟状；阳明日晡发热似疟；少阳病往来寒热似疟；妇人热入血室，其血结，寒热如疟；伤食、脚气皆发寒热似疟。各随本经病治，不可紊同疟医。戴氏曰：寒热发作有期者，疟也；无期者，襟症也。学者不可不辨。此外又有气血两虚症，其初发作似疟，初间隔二三日一发，渐二日一发，一日一发，剧则一日二三发，此病方书不载，亦无治法，病者多不救，惟《内经》上列之。

治疟方
清脾饮

治瘅疟，脉来弦数，但热不寒，或热多寒少，口苦咽热，小便赤涩。

青皮去白　厚朴姜制　白术　半夏汤洗七次　黄芩　草菓②仁　柴胡去苗　茯苓去皮　甘草炙，各等分

上㕮咀，每服四钱，水盏半，姜五斤，煎七分，温服，

---

① 益：延宝本同。《苍生司命·卷三·疟证附别》作"并"。
② 菓：同"果"。下同。

不拘时。

谨按：用柴胡、青皮抑肝，兼助厚朴疎滞，白术、茯苓、草菓和脾胃，半夏豁痰，黄芩清热，甘草和药。

截疟方

草菓一钱　柴胡一钱　知母一钱　槟榔八分　常山一钱　贝母一钱

上水、酒各七分，煎，中露一宿，临发日先服。

谨按：用草菓温脾胃，柴胡、知母清热，槟榔破滞气，常山、贝母以豁痰。

又方

治疟母之症。夫疟母由蕴积而成，法当消宿积，疎蕴滞。

青皮一两　香附二两　神曲一两　麦芽一两半　三稜[1]七钱　莪术八钱　海粉一两　红花一两　桃仁八钱　鳖甲一两，醋炙

共为末，神曲糊丸如梧子大，每白汤下五十丸。

谨按：用青皮、香附以疏蕴滞，三稜、莪术以消积，海粉豁痰，神曲、麦芽等化食，桃仁、红花行瘀血，助鳖甲以消癥瘕，兼清蒸热。

黄连香薷饮

治伏暑发疟烦渴，独热无寒者，名曰瘅疟。

小柴胡汤

治疟疾初发，热多寒少，但或单热头疼，口干胃满者，

---

① 三稜：今统用"三棱"。下同。

截疟加常山犹妙。

参苏饮

治发疟热多寒少，兼咳嗽者。

补中益气汤

治疟疾经年不愈者，名曰痎疟或虚疟，怠惰嗜卧，不喜饮食。

人参白虎汤

治渴而饮冷，烦燥如狂。

二陈汤

治痰疟发时，便见痰声，咳嗽涌喘。

柴苓汤

治疟初起，和解表里，兼利小便。

十全大补汤

治疟后气血两虚。

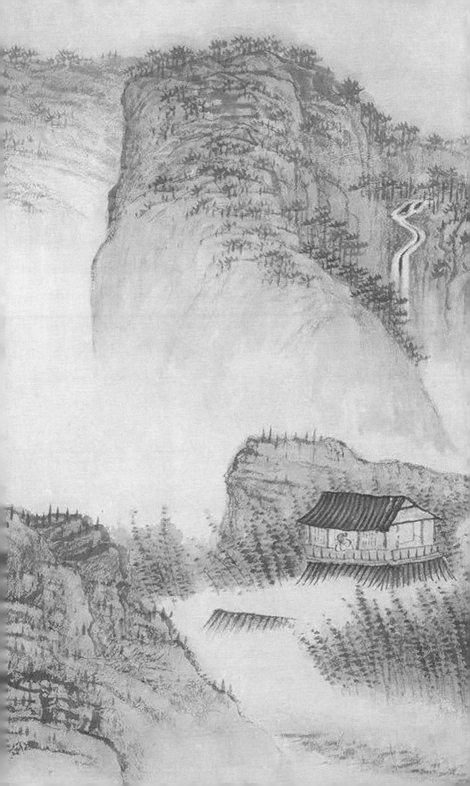

摩劳辛苦之人，盖虚烦病也。大法大里传经与伤寒相似，但伤寒热毒自内出，此为外因，师云：凡看温病，先看病两目眦红，以验里热浅深，若舌黑燥裂，则又热之极矣。又以验之人手足，其有无痛者，分别其里经络决，若小便不利而骨节烦者，必是黄，利香薷散，若小便自利，则是瘀血之证。宜验血，宜承气汤去硝。平有硬结者，宜用小柴胡去半夏加五苓散，此法有数证。初得病一二日，见太阳证便渴泻泄者，小柴胡去半夏加白虎汤。三四日见阳明证，头疼久大便秘而渴，是热甚入阳明，宜五苓散加黄连，白虎汤加人参。初得病一二日，玄明粉乃泻药也，当熟用之。

柴胡去半夏，初得病一二日。天气已寒重者，若谷芽燥，除舌热微轻，以验里热浅深，则又热之极矣。

大抵此证初有叫呼，有时气，有热病，有温毒发斑，有热则脉实。色黑者胃烂也，九死一生。又云：成谓古以斑为疹，胃烂血出则是胃热，此皆误失下之遇也。早则胃热失于下，此以斑为胃发，故胃热失下则胃火重蒸，二经由斑火亦息，不外游。予曰：胃者，慈司也。五色之主，紫黑者胃烂也，苟胃热薰于心火亦息，斑疹首尾总下，令欲下之。

斑疹之病属少阳三焦相火也，谓之阳毒。小儿斑疹行皮肤之中，几斑疹并出也。大抵斑疹皆出于胃，班红而成斑，若小儿斑疹并出者，身凉者吉，身温者凶。

谓之阴证，点大而色赤，此外痒治之。生死反掌，宜攻中攻解之古法不可用。班班如锦纹，点大而色赤。

端的且宜。宜辛凉以散之，重则白虎汤。渴者白虎加人参汤，三黄石膏汤，玄明粉入阳明。初得病一二日，若不渴者，便是瘀血之证。宜验血，苦不渴者，禁用白虎汤，又云足冷者，宜用小柴胡去半夏加四君子人参去合五芩散。

自汗大盖用白虎汤，或血虚斑者亦宜血。渴者白虎汤加减，又足冷斑成亦宜丸。渴者宜参芪气汤，宜升麻葛根汤，初有班亦未知。

犀角地黄汤。五七日渴者，宜水气血气渴而，宜参芪术温补。

玄明粉乃泻药也。初热证，宜降阳，宜五苓丸，白虎汤加减，宜五苓散。

羌活，荆芥，属少阴君火也，谓属少阳君火也，又随出而咳，慎分别治之不可下，秘则镇疏之。所谓过其经则阳明为邪。

宜辛凉以散之。防风通圣散加减，或用小柴胡加芍药，丹溪曰：此病属风热，外以侧柏叶汁调火焰，调火焰蚺烟敷之。

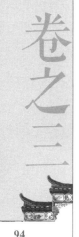

霍乱症

霍者，挥霍眩晕；乱者，心神撩乱。其症外有所感，内有所伤，阴阳乖隔，以致心腹疼痛，呕吐下利，增寒壮热，头疼眩晕。治法当分寒热，在渴与不渴辨之。渴而多饮水者，此热与暑也，治宜五苓、益元、香薷、桂枝甘露饮[①]；不渴，不饮水，冬月感寒及夏月多食生冷瓜菓者，此寒也，治宜理中丸，甚者加附子；内伤挟外感，增寒壮热者，治宜五积散；痰裹食者，治宜二陈汤下保和丸。邪在上焦则吐，邪在下焦则泻，邪在中焦则吐泻兼作，此湿霍乱，易治，以所伤之物尽出故也。干霍乱者，欲吐不得吐，欲泻不得泻，心腹疼痛，所伤之物不得出，壅闷正气，乖隔阴阳，其死甚速，急用吐法救之。治霍乱通用六和汤、藿香正气散。转筋属血热，四物加酒芩、红花、苍术、木瓜、南星，若转筋入腹，及遍身转筋者，不治。上吐下利，躁[②]扰烦乱者，方可谓之霍乱。若止呕吐而利，不烦乱者，《经》止谓吐利，非霍乱也。霍乱慎勿与谷食，虽米汤一呷，下咽即死，必待吐泻止，过半日，饥甚，方可与稀粥少食，以渐将息。

---

① 桂枝甘露饮：延宝本同。《苍生司命·卷三·霍乱》作"桂苓甘露饮"。据医理当从。
② 躁：底本及延宝本均作"燥"。据《苍生司命·卷三·霍乱》改。

治霍乱方

藿香正气汤

治四时感冒，头疼，增[1]寒壮热，及风湿并霍乱吐泻，山岚瘴气等症。

藿香三钱　白术炒　厚朴姜汤炒　茯苓　紫苏　半夏制　大腹皮净洗　桔梗　陈皮去白　甘草炙　白芷各一钱

水二钟，姜三片，煎八分，食远服。

谨按：用大腹皮助脾胃，敛气宽中，厚朴、橘红消痰理气，茯苓、白术、炙草补中，白芷散遊[2]风兼止头痛，半夏降逆气兼燥痰涎，桔梗为诸药舟楫，紫苏下气散寒，藿香和脾胃以辟恶气而止呕吐。

不换金正气散

治霍乱转筋呕吐，泄泻头疼。

厚朴姜制　陈皮去白　半夏姜制　甘草炙　藿香去梗　苍术制

加姜三片，水煎，温服。

二陈汤加鲜散药

二陈汤加　川芎　苍术　防风　白芷又云白术

上剉，姜五片，煎服。

---

① 增：通"憎"。厌恶。
② 遊：同"遊"。

回生散

治中气不足,吐泻霍乱。

陈皮_{去白}　藿香_{各五钱}

为末,姜汤调下。

香薷饮

六和汤

治夏月饮食后六腑不和,霍乱转筋。

四物汤

理中汤

治寒犯太阴,腹痛吐泻,霍乱寒多,不饮水者。

五苓散

治霍乱吐泻,烦渴饮水者,阳邪也。

泄泻症

按人之身，贲门为胃上口，水谷自此入于胃；幽门为胃下口，水谷滓秽自此入于小肠；小肠一十六折，水谷赖以缓行；阑门为小肠下口，水谷自此泌①别，分秽为浊，入大肠，分水为清，入膀胱。若水秽不分，清浊不别，则皆入大肠，而成泄泻，此泄泻之由也。《经》云：湿胜则濡泄。又曰：暴注下迫，皆属于热。又曰：诸病所出水液，澄澈清冷，皆属于寒。又有夏月受暑而为暑泻者，亦热之类也。戴云：凡泻水，腹不痛者，湿也；完谷不化者，气虚也；腹痛泻水，肠鸣，痛一阵、泻一阵者，火也；或泻或不泻，或多或少者，痰也；腹痛甚而泻，泻后痛减者，食也。泄泻亦是急症，但暴泻为轻，久泻为重。暴泻元气未衰。湿者散之，羌活胜湿汤、五苓散；火者清之，香连丸、清六丸；寒者温之，理中丸或加附子；虚者寔之，钱氏白术散、参苓白术散；痰者化之，清气化痰丸；食者消之，保和丸、枳寔导滞丸。辨之精，治之当，其效亦见。故暴泻为轻也。若夫久泻，上亡津液，下损脾胃，补之则热增，涩之则胀剧，分利则虚甚，甚则成脾泄，五更定泄数次，衰老虚弱之人多致不救，故久泻为重

---

① 泌：原作"秘"，据延宝本改。

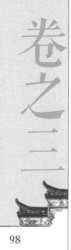

也。遇斯病者，须急治之，凡治泻多用丸药，并用散，以实脾土，土寔则能制水，故也。泄泻，脉缓微小者生，浮大急疾者死，与利同看[1]。

治泄泻方
老[2]人奉养太过，饮食伤脾，常常泄泻，亦是脾泄

黄芩炒，半两　白术炒，二两　白芍酒炒　半夏泡，各半两

神曲炒　山查炒，各一两半

上为末，青荷叶包饭烧热研丸，如梧子大，食前白汤下。

治洞泄

白术炒，三两　芍药炒，二两　陈皮炒，一两半　防风二两

久泻加升麻六钱

上剉，分八贴，水煎或丸服。

胃苓汤

治感冒夹食，泄泻烦渴，即平胃散、五苓散相合。

苍术八分　陈皮八分　厚朴姜制，七分　甘草三分　白术一钱

茯苓八分　猪苓八分　泽泻七分　桂五分

上剉，水煎，如作末药，汤服亦可。

谨按：苍术、厚朴、陈皮、甘草，所以燥湿；白术、茯苓、猪苓、泽泻、桂，所以利湿而止泻。

---

① 与利同看：《方症会要》清刻本作"与痢疾同看"。
② 老：此字前原有"一"符号，为统一体例，今删除。

二神丸

破故纸炒,四两　肉荳①蔻生,二两

上为末,以大肥枣四十九箇②,生姜四两,切,同煮,枣烂去姜,取枣肉,研膏入药,和丸梧子大,每五十丸盐汤下。

益元散

治泄泻或吐呕。

上以六一散、生姜汁调服。

六和汤

治脾胃不调,气不升降,呕吐,或致泄泻,寒热交作,小便赤涩。

升阳除湿汤

治脾胃虚弱,不思饮食,肠鸣腹痛,泄泻无度,小便黄色,四肢困弱。

钱氏白术散

治脾胃气虚,或吐或泻。

参苓白术散

治病后脾胃气虚,饮食不进,以致泄泻。

香连丸

治热泻,粪色赤黄,肛门焦痛,粪出谷道犹如汤浇,烦渴,小便不利,宜五苓散吞此丸。

---

① 荳:同"豆"。

② 箇(gè个):竹一枝,引申为量词。下同。

补中益气汤

治脾胃虚弱，中气下陷，泄泻发热，自汗。

理中汤

治寒泄。

五苓散

治暑泄，小便不利。

木香槟榔丸

治食积泄泻。

藿香正气散

治感湿泄泻。

四君子汤

治脾虚泄泻。

白术芍药汤

治太阴脾经受湿，水泄注下，体重腹满，困弱无力，不欲饮食，暴泄无数，水谷不化。

痢症

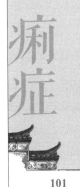

痢者，利也，积滞暴下，莫能止息；邪热上冲，莫能流通，老幼虚弱之人多致不救，亦危重矣。《内经》曰：肠澼便血，身热则死，身寒则生。肠澼下白沫，脉沉则死，脉浮则生。《脉经》又曰：沉小流连者生，洪大急疾者死。仲景治痢十法，今撮其大要言之。凡痢，脉大者为未止；脉微弱小数者，令自愈；微热而有渴，脉弱而有汗者，令自愈；脉滑而数者，有宿食也，当下之；下利腹[①]坚者，当下之；下利谵语，有燥屎者，当下之；下后心中坚痛者，当温之；下利脉迟紧，痛未止者，当温之。其至重者，手足厥冷，无脉，灸之不温，脉不还，反微喘者，死。故《金匮要略》云：六府[②]气绝于外者，为手足寒，五脏绝于内者，为下利不禁。刘河间曰：痢疾行血则便脓自愈，调气则后重自除。自两言为治痢之要旨。《机要》亦曰：后重则宜下，腹痛则宜和，身重则除湿，脉弦则去风。脓血稠粘，以重药竭之；身冷自汗，以热药温之；风邪外束，宜汗之；鹜溏为痢，宜温之；小便涩者，分利之。盛者和之，去者送之，过者止之。丹溪曰：痢

---

① 腹：原作"复"，据延宝本改。
② 府：通"腑"。

疾须分表里，在表者，必恶寒发热，身首俱痛，宜以小柴胡去人参，加黄芩、白芍和之；在里者必后重窘迫，腹痛急坠，宜承气汤下之。亦当审虚实，腹痛者，由肺金之气欝在大肠之间，以苦梗开之；下痢血痢久不愈者，属阴虚，四物汤为主；大孔痛，一日清之，一日温之；久病身冷，脉沉小者，宜温之；暴病身热，脉浮洪者，宜清之。先水泻，后脓血，此脾传肾贼邪，难愈；先脓血，后水泻，此肾传脾微邪，易愈。倦怠嗜卧，食饮少进，宜参、归、陈、术等药补之，虚回而利自止，气行血和积少，但虚坐努责，在亡血，以当归身尾为君，白芍、生地、桃仁佐之，陈皮和之，血生自安。此丹溪治利十法名言，深有益于苍生者，学者须详究而善用之。戴氏曰：痢虽有赤白二色，终无寒热之分，通作湿热处治。但分新旧虚实，与赤白带同治。予观利疾，大抵由食积、火热为多，其次暑湿，其次风寒，其次七情内伤。善治者须求其因而为之，辨别区治。禁[1]口痢有二症，虚与热是也。热塞胃口，正气衰败，莫能与争，故滴水不进。古人有用人参三钱、酒炒川连三钱、酒炒石连肉一钱，频频少饮，饮而或吐，又少饮之，若得些需入胃，胃气即回而食少进矣。愚为[2]热胜则川连当用四钱，人参当用二钱；虚胜则人参当用四钱，川连当用二钱，盖变通之道也。此症亦有人参不能用一分者，

---

① 禁：通"噤"。闭口不言。
② 为：延宝本同。《苍生司命·卷三·痢证》作"谓"。

以阴大虚而邪阳大盛也，故身热脉大。又云：热不为下衰，皆反之也。其不治症：唇红若涂朱者；口疮绽裂，脉洪急搏手者；身大热，久不退者；下如鱼脑者；下如陈腐色者；下如屋漏水者；下如红苋汁者；下纯血者；大孔如竹筒者；喘而不休，大汗不止者；脉不回，身不温者；四肢厥冷者，皆不救也。大孔痛者，热流于下也；暴病身热，脉大无汗，元气未衰也，当清之。久病身冷，脉微有汗，元气已衰也，当温之。清用芩、连、栀、柏选用之，加四物，并行气药；温用姜、桂、苓、术、当归等，虚甚者加人参、附子，酌而用之。暴病当下，如虚弱不堪重剂，宜用五苓祛其火暴之性，或木香槟榔丸、香连丸，少加大黄丸，随其虚寔而用之。脱肛亦分久暴。暴者，芩连四物加升提药；久而气虚者，宜八物汤加粟壳、诃子数分。其外法用陈壁土，加酸石榴皮、明矾少许，浓煎汤，先薰后洗，再用川五倍晷炒，研为极细末，敷肛上，托而上之，一日二三日①无妨。久痢不愈，当观气虚血虚，并内有流连之热，或有秽血之停，审而辨之。气虚四君子，少加归、芍等；血虚四物，少加参、术、粟壳、诃子等。审无热，加肉蔻；其流连之热，用二八丹；秽血，用四物加桃②仁、红花、乳香、没药，不可一途而治。又久痢发热不止者，属阴虚，用寒凉药必兼升药、温药；始痢宜下，久

---

① 日：延宝本同。《苍生司命·卷三·痢证》作"次"。
② 桃：同"桃"。下同。

痢宜补，至如伤寒二阳合病，皆下利，其治又不同。太阳阳明合病，自下利者，宜发汗；太阳少阳合病，自下利者，宜和解；阳明少阳合病，自下利者，宜攻里。

治痢方

导气汤

治下痢脓血，里急后重，日夜无度。

白芍半两　川归半两　大黄二钱半　黄连一钱　黄芩二钱半
木香　槟榔各一钱

上㕮咀，每一两，水二钟，煎至七分，温服。

谨按：用芩、连、大黄等诸苦寒以清肠胃中湿热为本，佐归、芍调血，木香、槟榔导气，二者为标。

芍药汤

治湿热壅鬱，气血不得宣通，下痢脓血，里急后重，行血则便脓自愈，调气则后重自除。

芍药一两　当归　黄连　黄芩各半两　桂心二两伍分　甘草二钱　木香二钱　槟榔三钱　大黄二钱

上㕮咀，每服半两，水二钟，煎至一钟，去渣，温服。如痢不减，渐加大黄，如脏毒，加黄柏半两。

谨按：用芩连之苦寒以清湿热，木香、槟榔之辛温以行滞气，白芍、归尾活血养血，大黄下湿热之鬱积，桂心通和荣卫，甘草缓中和药。

黄芩芍药汤

治泄痢腹痛，或后重身热久不愈，脉洪数，及下痢脓血稠粘。

　　黄芩_{一两}　芍药_{一两}　甘草_{五钱}

　　上㕮咀，水煎，温服。

　　谨按：用黄芩清热，白芍益阴，以止腹痛，甘草缓中和药。

钱氏白术散

　　治气血俱虚、神弱之人或泻或痢或吐。

　　白术　人参　白茯苓　木香　甘草　藿香_{各一两}　干姜_{半两}

　　上㕮咀，水煎，食后温服。

　　谨按：用人参、白术、茯苓、甘草等补中益气以止痢，木香调气，藿香、干姜温胃以止呕。

香连丸

　　治冷热不调，下痢赤白脓血相杂，里急后重。

　　黄连_{去芦，二十四两，用吴茱萸十两同浸，炒令赤色，去茱萸不用}　木香_{四两八钱，不见火　治噤口痢加石莲肉八两}

　　上为末，醋糊丸如梧子大，每或空心食前米汤下五十丸。

　　谨按：用黄连之苦寒胜湿热为君，木香之苦辛疎滞散爵为臣。

噤口痢

　　石莲肉_{日干}

　　上为末，每服二钱，陈仓米调下，便觉思食，仍以日照东方壁土炒，真橘皮为末，姜枣畧煎佐之。

戴人木香槟榔丸

　　治痢疾里急后重，兼开胸膈，进饮食，破滞气，散内热，

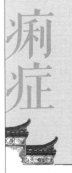

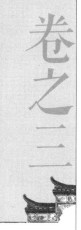

初起互用。

败毒散加石连肉

治下痢热毒，不进饮食，外感表热里虚者。

保和丸

治脾虚因积作后重者，不可下，用此消导。

三承气汤

治痢初作，欲行不行，此乃通因通用之法。

益元散

治下痢，小便赤涩。

黄连香薷饮

治感受暑热成痢。

胃苓汤①

防风芍药汤

四君子汤

十全大补汤

治久痢已愈，气血两虚。

桃仁承气汤

治痢疾初起质寔者，若初间失下，反用固涩之药，以致邪热内蓄，血不得行，腹痛欲死。

真人养脏汤

治下痢已久，赤白已尽，虚寒脱肛。

---

① 胃苓汤至四君子汤：底本文三方下无内容。

呕吐症

有声有物谓之呕，有物无声谓之吐。呕吐俱属于胃，治法当分上中下三焦。上焦在胃口，吐者皆从于气，其脉浮而洪，其症食已即吐，渴欲饮水，大便燥结，气上冲胸而作痛。其治当降气和中，用和中桔梗汤。中焦在中脘，吐者皆从于积食与气相假为积而痛，其脉浮而长，其证或先痛而后吐，或先吐而后痛，治法当用毒药去其积，木香、槟榔行其气，用保和丸。下焦在脐下，吐者皆从于寒，其脉沉而迟，其证朝食暮吐，暮食朝吐，小便清利，大便秘而不通，治法当通其秘塞，温其寒气，令大便渐通，复以中焦药和之，温剂如吴萸、干姜、肉果、砂仁之类。外有胃热、胃寒、胃虚、痰气之不同。胃热吐者，得食即吐，脉数或紧，口苦舌干，烦燥，由于火气上炎，二陈汤加姜炒芩、连。胃寒吐者，脉弦而迟，逆冷不食，大小便自利，二陈加丁香、砂仁、生姜。胃虚吐者，久病气虚，胃气衰弱，脉微，闻谷食即呕哕，六君子加藿香、厚朴。痰气吐者，清痰。留饮瀜滞上中二焦，二陈加竹沥、姜汁、枳实。呕吐通用大小半夏茯苓汤。

伤寒凡见呕哕，切不可用承气，以逆之故也。

有声无物谓之哕，少阳主之也，以少阳多气少血之经也。

有物无声谓之吐，太阳主之也，以太阳多血少气之经也。

有声有物谓之呕，阳明主之也，以阳明多血多气之经也。

治呕吐方

大藿香散

治七情伤感，气欝于中，变成呕吐，或作寒热眩晕，痞满不进饮食。

藿香叶洗去土　半夏　白术　人参去芦　木香不见火，各一两　枇杷叶去毛　茯苓去皮　桔梗去芦　橘皮　甘草炙，各半两

上为末，每服五钱，水一盏，姜五片，枣一枚，煎六分，温服。

济生竹茹汤

治热呕，或因饮酒过度而呕者。

葛根　半夏汤泡七次，各二两　甘草炙，一两

上㕮咀，每四钱，水一盏，入竹茹一小块，姜五片，煎服。

小柴胡汤加竹茹汤

治发热而呕。

柴胡二钱　半夏汤洗，一钱　黄芩　人参　甘草炙，各七分半　竹茹一块　橘皮一钱

上㕮咀，水一盏，生姜七片，煎六分，温服。

加味理中汤

治胃感寒，呕吐不止。

人参　白术　干姜炮　甘草炙，各一钱　丁香十粒

上㕮咀，生姜十片，水煎服。

谨按：用人参、白术、炙草，诸甘温以补中，干姜、丁香，诸辛热以散寒，生姜散逆气以止呕吐。

三一承气汤

治呕吐，水浆不入，食即吐，大便秘或利而不松快，时觉腹痛满者，或下利赤白而呕吐，食不下者，或大小肠膀胱结而不通，上为呕吐，隔食煎熟，入硝，细细啜服。

香薷饮

治伏暑而呕。

六君子汤

治久病胃虚，闻谷气而呕。

藿香养胃汤

治呕吐不止。

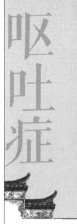

膈噎症

《内经》曰：三阳结谓之膈。以大小肠、膀胱热结也。小肠热结则血脉燥，大肠热结则不能圊，膀胱热结则津液涸，三阳既结则前后闭塞。下既不通，必反而上行，此膈噎之病所由作也。先哲论膈噎反胃，大率由于血液俱耗，胃脘枯槁①，分上中下三焦，或咽喉窒塞，水饮可下，食不能下，其槁在吸门。或食稍下则胃脘当心而痛，须臾吐出，其槁在贲门，此上焦之噎也，名之曰噎。其或食物可下，良久复出，其槁在幽门，此中焦之膈也，名之曰膈。其或朝食暮吐，暮食朝吐，其槁在阑门，大小肠之间，此下焦之膈也，名之曰反胃。然名虽不同，病出一体，原其得病之由，丹溪曰：有气虚，有血虚，有热，有痰。少壮者多是痰火、七情拂郁及大怒肝火冲逆而成者；年高者必是血液干槁，乃千古不易之确论也。气虚脉缓而无力，四君子；血虚脉数②而无力，四物并加行痰顺气润燥之剂。痰者，寸关脉必沉而滑，或伏而大，二陈加竹沥、姜汁；拂郁恼怒，气结滞者，寸关脉沉而濇，或紧，互用开导之剂，桔梗和中、七

---

① 槁：通"槁"。下同。
② 数：延宝本同。《苍生司命·卷四·膈噎证》作"缓"。

气汤进。所谓朝食暮吐、暮食朝吐者，此由胃能容受，脾不能传送，或下窍不通，逆而上行故也，宜润肠丸通利大便。大法通用：童便、韭汁、竹沥、姜汁、牛、羊乳，薄滋味，不可听《局方》，概用香燥热药。丹溪专以牛羊乳养血润燥为主，竹沥、童便、韭汁为佐，有至理存焉，医案宜玩。

张鸡峰曰：噎是神思间病，惟内观自养可以治之。此言深中病情。

膈有五：忧、恚、气、寒、热。

噎有五：气、忧、劳、食、思。

膈噎不治症

粪如羊屎者不治。

年高者不治。

气血俱虚者则口中多出沫，沫大出者必死，不治。

治膈噎方

病机和中桔梗汤

治上焦气爵不舒，上冲呕逆不下，脉浮而洪，治宜健脾散爵，而吐自愈，食自下。

白术三钱　茯苓一钱　桔梗七分　半夏六分　陈皮二钱　枳寔八分　厚朴一钱

水钟半，煎一钟，调木香末一钱。

谨按：用白术、茯苓健脾，桔梗作舟楫以载药，半夏、橘红、枳实、厚朴等以散上焦之欝气。

大便燥硬，食不尽下，用大承气去硝，服之微利为度，再将前药补之。

瓜蒌实丸

治痰噎膈。

瓜蒌实　枳壳　制半夏　桔梗　姜汁

共为末，姜汁糊为丸，每蜜糖汤下五七十丸。

谨按：用桔梗利气，瓜蒌、半夏豁痰。

左金丸

治火膈噎。

食欝越鞠丸

治食噎膈。

深师七气汤

治气噎膈。

四君子汤

治气虚者脉缓无力。

四物汤

治血虚者脉数无力。

二陈汤

治痰，脉沉而滑，挟滞气者，寸关脉沉而濇，以此方佐以姜汁、韭汁、童便、竹沥。

八珍汤

治气血俱虚。

参苓白术散

治脾胃虚弱，噎食不下，呕吐泻泄。

六味地黄丸

治阴火上炎，大便燥结。

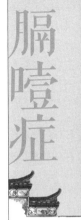

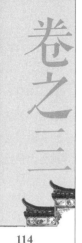

饐逆[①]症

《内经》曰：岁金大过，欬逆。金欝亦发欬逆。《活人书》及《千金方》《明理论》，皆以哕即欬逆，殊不知哕者，声大而远可闻，饐逆者，声短而近方闻。哕者，出声也，哕出其气，哕声尽，然后吸。饐逆者，入声也，气抑不出，吸声尽，然后呼也。况哕出于胃，而逆由于肺，恶可比而同之乎？故易老[②]云：火热奔急上行，而肺经不纳，致声不尽出。东垣以少阳多气少血故干呕为哕。二公言哕言饐甚明，何惑之有？丹溪曰：诸逆冲上，皆属于火，以木挟相火，直冲清道，故此症属火为多。自今观之，然亦有数者之不同焉。有饮食过急，痰气阻滞，气不得升降者；亦有痰绪胸臆，火怾于下而不得升越者；亦有伤寒汗吐下太过，以致中气太虚者；亦有阳明内寔而失下者；亦有渴而饮水过多，而成水结胸者；亦有痢疾大下之后，胃气或虚，而阴火乘虚上冲清道者。治法亦各审其虚寔寒热，毋悮以治哕寔症，混淆妄治。数症中惟伤寒、痢疾二症，胃气亦衰，至为危重，差之毫厘，危在旦夕，更亦谨慎。

---

① 饐（qì气）逆：用同"呃逆"。饐，原意为"食怒"。
② 易老：张元素。

治饫逆方

橘皮半夏生姜汤

治气虚挟痰，法当补气为本，豁痰为标。

人参一钱　半夏钱半　橘红钱半　生姜三片　水钟半，煎八分，温服。

谨按：用人参补气，半夏豁痰，兼助橘红、生姜以散逆气。

活人陈皮竹茹汤

治伤寒大病后，气虚，馀热未解，心烦作欬①，法当补正气为本，清馀热为标。

人参二钱　炙草五分　大枣三枚　竹茹二钱　橘红一钱　生姜三片

水二钟，煎一钟，温服。

谨按：用人参、大枣、甘草等以补正气，竹茹清馀热以止心烦，橘红、生姜散逆气以除欬逆。

柿蒂汤

治胃膈痞满，欬逆不止。

大小承气汤

治伤寒失下，地道不通，因而欬逆。

黄连解毒汤

治误用热药助起火邪，痰火上壅而作欬逆。

---

① 欬（kài忾）：亦作"咳"。咳嗽。下同。

益元散

治欬逆自利，又治痢疾发饮，用参、术煎汤，调此频服，自止。

二陈汤

治痰饮逆。

瓜蒂散

治饮食太过，填塞胸中，致气不得升降而作欬逆，及伤寒欬逆用此吐之。

白虎汤

治欬逆，证与黄连解毒同。

生脉散

治中气不足，虚火上炎，气不相续而作欬逆。

丁香柿蒂竹茹汤

治大病后中焦气塞，下焦饮逆。

大补丸

黄柏一味为末，炼蜜丸。不足者补之参、术，煎汤下此丸。

吞吐酸症

大抵酸者，俱肝木之气。而吞与吐不同，吞酸者，酸水搅出喉咙而复自吞下，俗为之"醋心"是也。湿热欝积于肠胃之间，乃寒包热症也，治法遵河间解表之义，用防风、羌活炒黄连、山栀、二术、陈皮、半夏，少加吴茱萸为向导。吐酸者，吐出酸水如醋，挟痰居多，乃津液为火所烁，不化血而化痰，痰欝水①亦欝，自成酸矣。一遇上升之气，则痰与酸水并出，盖未有酸而无痰者也。治法当宗丹溪二陈汤加山栀、姜炒黄连、二术之类，亦少加吴茱萸引经。凡治酸，必少加吴茱萸，盖因其性而折之也。通用加味平胃散，老弱人久患吞酸，则津液消耗，渐成膈噎。又有老人胃气虚弱，口吐酸水不止者，以六君子补之，其吐自愈。此挟虚之症也。

治吞吐酸方

吴茱萸丸

治湿热欝成酸味上抢，法当疎欝滞，清湿热为主。

吴茱萸炒，二两　橘红三两　苍术一两　黄芩酒炒，三两　黄连酒炒，二两

---

① 水：延宝本同。《苍生司命·卷四·吞吐酸证》作"木"。义胜。

共末，用神曲打糊，丸如梧桐子大，每以姜汤送下三五十丸，日进三服。

谨按：用吴茱萸、橘红诸辛以疎鬱，苍术燥湿，芩连以清热。

加味平胃散

治吞酸，或宿食不化。

苍术一钱　陈皮八分　厚朴七分　甘草三分　神曲炒，七分
麦芽炒，七分

上㕮咀，每服五钱，生姜三片，水煎服。

三因曲术丸

治宿食留饮停滞中脘，而作酸症，法当消宿食为本，燥湿行滞为标。

砂仁两半　神曲二两　陈皮一两　苍术一两

上共为末，用姜汁搅神曲糊丸，如梧桐子大，每以姜汤下五七十丸。

嘈囃、嗳①气症

　　嘈囃者，俗谓之"心嘈"是也，其症乃由火动其痰，有馀之候也。老人嘈囃不止，则膈噎之渐也，治法宜南星、半夏、陈皮之类消痰，片芩、栀子、姜炒黄连、知母、石膏、三补丸辈以降火，二术、白芍、茯苓、薏仁之类健脾行湿，壮其本源，更宜慎口节欲，无不效者。嗳气者即俗"搅气"是也，与饐逆不同，其症有气虚，有痰火。一属不足，一属有馀。治痰火宜二陈加白术、炒芩、连、栀、贝，少加槟榔、葍子、枳寔、厚朴、木香降气；治气虚宜四君子汤加栀子、黄连、神曲、半夏、砂仁，亦少加降气药，通用三圣丸。

治嘈囃、嗳气方
嗳气，治胃中有火有痰。

又②方
南星五钱　半夏五钱　香附一两　软石膏六钱
一本有炒栀子。
上作丸，或作汤服之，盖胃中有爵火，膈上有稠痰故也。

---

① 嗳：原作"嗳"，据延宝本改。
② 又：原作"入"，据延宝本改。

软石膏丸亦可服。

三圣丸

治嘈襍神効。

白术四两　黄连五钱　橘红一两

上为细末，神曲糊丸如菉豆大，每服五十丸，姜汤送下。

二①补丸

治食蘙有热嘈襍。

二陈汤

治痰火嘈襍。

---

① 二：延宝本作"三"。

痞满症

《内经》曰：太阴所致，为积饮痞膈。痞者，否也，不通之意。其证由阴伏阳蓄，气血不运而成，位于心下，填满痞塞，皆土之为害也。痞满之症不一，有阴症下早而痞者，由下后里虚，邪气乘虚而入于心之分野，仲景用黄连泻心汤泻心下之土邪。有伤寒下多则亡阴而痞者，用四物加参、苓、白术、升麻、柴胡，少佐以陈皮、枳壳之类监①之。有饮食填塞胸中而作痞者，用保和丸、枳实导滞丸、二陈汤加神曲、山查、麦芽。有湿热太甚，土来心下而痞者，三黄泻心汤，二陈加芩、连、瓜蒌。有大病后脾胃虚极，清浊不分而痞闷者，补中益气汤、陈皮枳术丸、木香枳术丸。凡治痞闷，须用芩、连、枳实之苦以泄之，厚朴、生姜、半夏之辛以散之，人参、白术之甘温以补之，茯苓、泽泻之咸淡以渗之。又当详脉症虚实，实用厚朴、枳实，虚用白芍、陈皮、参、术。与胀满之病不同，胀满内胀而外有形，痞症内觉痞闷而外无胀急之形。治痞满不可全用利药，若全用利气之药导之，则痞愈甚，痞甚而复下，气愈不降，必变为中满鼓胀，皆非其治也。许学士云：邪之所凑，其气必虚，留而不去，其病则

---

① 监：延宝本同。《苍生司命·卷四·痞满》作"疎"。

实。故治痞者，当一补一消。

治痞满方
枳术丸
治痞，消食强胃。

枳实_{去穣，麦麸炒，一两}　白术_{去梗，二两，米泔水浸，陈壁土炒}

上为末，荷叶裹烧饭为丸，如梧桐子大，每五十丸，多用白汤下无时。白术者本意不取其食速化，但令人胃气强，不复伤也。

橘皮枳术丸
治老幼元气虚弱，饮食不消，脏腑不调，心下痞闷。

枳实_{麸炒，去穣}　橘皮已①上一两　白术二两

上为细末，荷叶烧饭为丸，如梧桐子大，每服五十丸，温水送下。

谨按：上古用一药治一病，至汉，张仲景用群药治一病，虽然用群药治一病，亦不过三五味而已，其间君臣佐②使分两不同，主治引经，秩然有序。非若后世之効验者，一方用至二三十味，犹未已也。丹溪云：予每効仲景立方，効东垣用药，庶乎品味少而药力专精也。此枳术丸乃易老张先生之所作，观其用白术二两以补脾，用枳实一两以消痞，至东垣李

---

① 已：同"以"。
② 佐：原作"作"，据延宝本改。

先生，加陈皮一两以和胃，一补一消，简而又当，真得立方之指趣也。

橘连枳术丸

补脾和胃，泻火消痰。

白术二两　枳实一两　陈皮一两　黄连二两

上为末，荷叶煨汤，打老米糊为丸，如梧桐子大，每服五十丸，食后服。

枳实消痞丸

治右关脉浮弦，心下虚痞，恶食懒倦，开胃进食。

枳实　黄连各五钱　厚朴四钱　干生姜二钱　人参三钱　甘草炙，二钱　白术三钱　半夏曲三钱　茯苓　麦芽各二钱

上为末，水浸蒸饼丸，如梧桐子大，每服五十丸，温水下。

谨按：用人参、白术、茯苓、甘草诸甘温以补中气，助麦芽开胃进食，生姜、半夏以豁痰，黄连以清湿热，佐枳实、厚朴以散痞滞。

补中益气汤

治内伤痞闷。

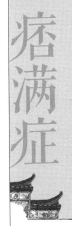

肿胀症

论曰：肿者，肌肉之肿也；胀者，腹中之胀也。盖肿属脾而胀属肝，肿轻而胀重也。如单胀而不肿，则肝邪横行，木专尅土。蛊①斯②成矣，不易治也。唯肿胀兼有之，则阳气犹行，十可救五，唯在分类而酌处之。予以肿胀之症，治在中宫，是故有痰裹食积，以致清气不升，浊气不降而成之者；有痰裹污血，以致荣卫不从，逆于肉里而成之者；有湿热相生，隧道阻塞而成之者；有燥热冲击，秘结不行而成之者。此四者皆有馀之症也。有服寒凉太过，饮食频伤，以致中气虚衰，欝遏不运而成之者；有痢疾之后，正气衰惫，邪热不息，以致遍身浮肿肉硬而成之者；又有始则为气，终则为水，小便不利，水液遊行，脾莫能制，而为水肿者。此三者皆不足之证也。故有馀者清之、消之、降之，不足者补之、益之，毋混淆也。大抵此证初起易治，以正未虚而邪未旺也；久远难痊，以邪已炽而正已衰也。贾洛阳以"病肿不治，必为锢③疾，虽有卢扁，亦莫能为"，言此症之至恶也。故仲景治肿之大法：腰以上肿者，可发汗；腰以下肿者，可利小便。

---

① 蛊：指腹部臌胀的疾病。
② 斯：犹"尽"。
③ 锢：通"痼"。经久难愈的。下同。

开鬼门，洁净府。盖风①从汗散，水向便通也。丹溪亦曰：由心腹而散四肢者，吉；由四肢而入心腹者，危。男从下而上，女从上而下，皆难治也。丹溪又有阳水之说，不过燥热为之；阴水之说，不过湿热为之也。肿胀之证候，不既悉诸此乎。

治肿胀大法

食积肿胀 凡见病者肚腹胀大，通身浮肿，即寻中脘，有微块，按之微痛，或喘急咳嗽，饮食不快，小便不通，大便或溏或秘，此痰裹食积滞中宫也，即用大顺丸、和中汤消积化痰顺气，以攻治之数剂，知半月一月愈矣。此症医书俱未言及，予经历已多，十愈八九，故立此方，以救世耳。大抵肿症，为食积而成，食滞中焦，故清浊不分，渐成肿满。世之医者，得吾说而存之，百发百中，活人多矣。

湿热肿胀 湿热者，中焦湿生乎热，热生乎湿，湿热相生，隧道壅塞，遂成肿胀。治宜清热、燥湿、健脾，尤所以固本也，清中汤治之。如浮肿太甚，肚腹肿②急，小便不行，喘急难息，宜服增味五皮散、加减分消丸。

痰气肿胀 凡中焦有稠痰，气为痰阻，遂成欝热，痰热相搏，日积月累，阻滞饮食，宗气不得上通，营卫不得疏畅，渐成肿胀，上见喘急，小便不利，始则为气，终则为水，通

① 风：延宝本同。《苍生司命·卷四·肿胀证》作"气"。
② 肿：延宝本同。《苍生司命·卷四·肿胀证》作"胀"。

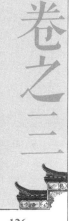

身水胞①，病斯危矣，治之不可不早，亘服导痰流气丸饮。

鼓证

鼓证者，以中空外急，有似鼓然，故名曰鼓。由单腹胀满，四肢百骸咸②无肿形，与通身水肿者大不相类也。盖水肿者，邪气恊③阳气游行一身，邪气去而为汗为溺，则正气复而为血为气矣。鼓证则邪毒专攻脏腑，阳气滞而不行。盖浮肿者轻，而腹胀者重也。或云，鼓症一也，何东垣之论主寒，河间之论主火，丹溪之论主脾虚，道岂二乎哉？予曰：皆是也。其原皆出《内经》，但《内经》会其全，而三子各言其一也。《经》曰：脏寒生满病。又云：腹满䐜④胀，支膈胠胁，下厥上冒，过在足⑤太阴、阳明，乃寒湿欎遏也。愚谓：寒欎日久则阳气渐微，阴气独盛，人身之气热则流通，寒则凝结，凝结则胀满生焉。故东垣以辛热散之，以苦温泄之，淡渗利之，上下分消其寒湿，此东垣之论所以不可废也。《经》云：诸腹胀大，皆属于热。故《原病式》云：诸腹胀大，鼓之如鼓，气为阳，阳为热，气盛则如是也。世言脾虚不能制水者，似是而实非也。愚谓：万物热盛则丰隆，寒盛则敛缩，

---

① 胞：疱。皮肤上所起的水疱或脓疱。
② 咸：原作"成"，延宝本亦作"成"。据《苍生司命·卷四·鼓证》改。
③ 恊：同"协"。
④ 䐜：原作"填"，延宝本亦作"填"。据《苍生司命·卷四·鼓证》《素问·五脏生成论》改。
⑤ 足：原无，延宝本亦无。据《苍生司命·卷四·鼓证》《素问·五脏生成论》补。

邪阳猛烈，元气从之，二阳搏击于其中，日新月盛，安得不成鼓也？此河间之论所以不可废也。经云：诸湿肿满，皆属脾土。故丹溪以脾具坤静之德，而有乾健之运，苟脾土之阴受伤，转输之官失职，遂成胀满，《经》云①胀是也。愚谓人之一身，脾土为本，脾不健壮，则清气不升，浊气不降，《经》云"浊气在上，则生䐜②胀"，此鼓胀之所由来也。若中焦无阳邪，宜行大补。所谓气虚不补，气何由行是也。又清肺金，滋肾水，制肝养脾，皆至攸寓③。此丹溪之论所以不可废也。虽然三子之论，固合经旨，抑有说焉。东垣言鼓证属寒者多，属热者少，惟人受八益之邪，邪热入腑，宜行承气，馀皆寒症。愚则以属热者多，属寒者少。东南之人，湿热为病十居八九，此可验矣。西北之地，严寒为病固多，而未必皆成鼓也，以寒主收敛，而未必皆成胀大也。此以理论之，而知其热多而寒少也。河间之论热固然，但其中有燥热，有湿热，若不区别，祸④如反掌。燥热为病，则大便秘结，小便短涩，身热腹痛，闷乱不宁，一受参、芪则胀满不数日而成，其为害也速而烈。湿热为病，则大便频溏，小便清少，脉濡体倦，嗜卧减食，其为患也缓而深。故治燥热者，清热之中少加润泽；治湿热者，渗利之内少加温散。故曰：燥者润之，

---

① 皷：同"鼓"。
② 䐜：原作"填"，延宝本同。据《素问·阴阳应象大论》改。
③ 皆至攸寓：延宝本同。《苍生司命·卷四·鼓证》作"皆至理攸寓"。
④ 祸（gù固）：用同"祸"。

肿胀症

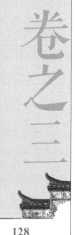

湿者燥之，各求其属，以合中道，斯称良工矣。丹溪扶脾补气之论，域[1]中称为确论，但审其果系饮食所伤，频仍不已，上无痰气之阻，中无邪阳之留，斯则可用大补之法，否则有痰者兼清痰，有火者兼降火，庶清补兼施，益莫大焉。此外又有七情之伤脾，如怒伤肝，肝克脾，脾气不正，必胀于胃，名曰胜克。怒乘肺，肺气不传，必胀于大肠，名曰乘克是也。又有劳倦之损脾，如谓有所远行，形气衰少，谷气不旺，热气薰于胸中者是也。又有血积之遏脾，或注于胸膈，或滞于胃中，或爵于小腹，皆能抑遏清气不得上升，浊气不能下降，俗名血鼓是也。鼓证重疾，每见模糊施治，但执丹溪扶脾补气之说，而始终不变焉，损人滋甚。愚故不惮其烦而精详究之，博[2]雅君子幸精研焉。鼓胀不治症：唇黑则伤肝，缺盆[3]盈平则伤心，脐突则伤脾，足平则伤肾，背平则伤肺。此五者必不可疗也。

肿胀、蛊胀不同论

肿、蛊二症，本不相同，至于用药，亦甚悬绝。肿胀者，中宫有食积，有湿热，有稠痰阻滞中宫以致清气不升，浊气不降，荣卫不得疎畅，水道不得通条，气遂妄行，不循故道，水又妄溃，不得成溺，气水相搏，肿胀不自是而生乎？然而

---

① 域：底本及延宝本均作"城"。据《苍生司命·卷四·鼓证》改。
② 博：同"博"。
③ 缺盆：底本及延宝本均作"缺盘"。据《苍生司命·卷四·鼓证》改。下同。

脾胃元气犹未衰惫也，特为中宫有积病，故遍身浮肿耳。而元气犹能旁通四达，苟能祛其食积，或清其湿热，或治其痰气，内邪一行，外肿随彻[①]，而效之臻矣，亦甚捷矣。乃若蛊胀者，先因脾气伤损频仍，久则渐成衰惫，胃虽少纳，脾不运化，兼有积热留注于脾胃，横行于中焦，所谓正者衰、邪者旺、清浊不分，遂成胀满。此则阳气为邪气所遏，不能周流一身，而邪气单攻肚腹者是也。胀极则脐中突出，青筋暴起，粪滑溺赤，喘急食阻，此皆大不足之症也，斯时也，将大补脾之正气欤？然正未受补而热邪先炽，胀犹故矣，将清热以伐邪欤？然邪未退而正愈虚弱，胀益增矣。将补伐兼施欤？然著者未见，而损者愈损矣。虽有卢扁，将安施乎？故得此症者，或脾虽损而真气犹存，且无流连之邪热。或腹稍胀而邪热未炽，尚有可为之真机，即当大补真元为主，稍兼消导，清肺次之。气不运者行气，痰积滞者行痰，中和调养，则庶乎有可救者矣。或谓水肿固为可治，然亦有多不治者，如贾洛阳所谓"病肿不治，必为锢疾，虽有卢扁，亦莫能为"，则知肿之为恶，非他病比也。今何视之易耶？予谓：凡病已至危笃，咸莫能疗，岂独肿胀然哉？故《内经》云"过时者不治"。予所谓可治者，亦指治之早者言之也，若积久不治，或治不中节，至于滑泄唇黑，脐突肉硬，缺盆、手足、掌背皆俱平，其危笃之势较之真蛊一律而已。仲景有云：凡

---

① 彻：除，去。

人有病，不时即治，隐忍冀瘥，必成锢疾。旨哉言乎。

治肿胀大法

蛊胀起于脾气虚损，治之当以大补之剂以培其本，少加消导以祛其积，次当顺气以通其滞。有挟热者，加清凉以荡其邪，使清气上升，浊阴下降。清者出头面而入四肢，浊者化微汗而行前①溺，腹日消而神日旺，病斯愈矣。如单用大补而佐使不明，则反成壅滞而胀愈甚矣。大抵此症，脾虽损而无热以扰之，则一补脾而获效。热虽有而脾未损，则一清热而奏功。如二者俱有，治彼妨此。治蛊之所以难也。予曾见一人，脾气稍损，犹能饮食，第腹痛而暴胀。予审知其为火也，遂以香连丸、白术汤下之，随②失气甚多而胀痛皆愈。一医至大言曰："此脾气大虚，苟非大补则真元下陷不治。"与补剂二三服，而胀痛兼作，脉反虚小。犹曰："脉小不补，病能痊乎？"乃大补之，竟成不救。又见一人腹痛而兼吐，予亦审知其为火也，与清凉剂降气和中，病寻愈矣。一医云："真元下陷，非大补不可。"自后愈补愈胀，腹如裂状，顿死。由是观之，则知治是病者，清补当适其宜，不可执一。自是昔人所谓"气虚者补气，血虚者补血，有食积者消积，有挟热者清热，有痰滞者行痰，有外因寒爵内热而胀者散寒，有因大怒而爵气为胀者散气，有蓄血而腹胀者行血，实者下之

---

① 前：延宝本同。《苍生司命·卷四·治鼓胀大法》作"便"。
② 随：延宝本同。《苍生司命·卷四·治鼓胀大法》作"虽"。

消之，虚者温之补之"，差之毫厘，谬以千里，可不畏哉！或谓丹溪云"朝宽暮急，血虚当补血，窃闻蛊胀用血药则加胀，今反用之，何也？"予曰：血虚者，阴虚也，《经》曰阴虚生内热，又曰诸腹胀大，皆属于热。热作则胀生，此势所必至也。养血者，养阴也，阴生则邪阳自退，胀渐消矣。刘河间所谓"养血益阴，其热自退"，此不治之治也。且养血非独用血药也，必兼健脾顺气，血药安得而滞之乎？此血补血之理也。脾大①虚损，胀大日加者，急服老师丸药方。如实热作胀，内有积块坚硬如石，但脾胃未伤，宜清热行气，用东垣广茂溃坚汤加减。人瘦热甚，服此方甚效，又用东垣中满分消丸。鼓症多有服人参而反增剧，遂至不救，此症甚多，兹其故何哉？按：参入手太②阴肺经，肺有邪热者，得参而火愈甚，故胀急日加，筋青脐出，危笃立见。经云：肺出气，肾纳气，邪火挟气而出，脾胃先受之，以脾胃旧有积气，今得新邪，宜胀满之益盛也。故胀症必服人参，人参之服必肺无热，有热不能服参，不救之症也。

肿症余论挟水肿说

吾人所以得以全其性命者，水与谷而已。水则肾主之，谷则脾主之。胃与脾合气，胃为水谷之海，脾为运化之司。

---

① 大：延宝本同。《苍生司命·卷四·治鼓胀大法》作"气"。
② 太：原作"大"，据理改。

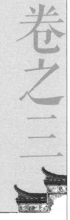

今脾胃两虚，不能传化，则不能制水。故肾水泛溢，反得以浸渍脾土。于是三焦停滞，经络壅塞，水浸于脾肤[①]，注于肌肉而发肿矣。其状眼[②]胞上下微起，肢体重著，咳嗽怔忡，股间清冷，小便涩黄，皮薄而光，手按成窟，举手即满，此水肿之病也。然肿有五症：风肿者，皮粗，麻木不仁，走注疼痛，四君子加升麻、苍术、防风、羌活；气肿者，皮厚，四肢瘦削，腹胁膨胀，六君子加木香、木通；血肿者，皮间有红缕赤痕，四物加桃仁、红花。妇人怀妊亦有气遏水道而虚肿者，此但顺气安脾，既产而肿自消。水有十：有心水、脾水、肝水、肺水、肾水、胆水、大肠水、风水、皮水、里水、石水之不同。丹溪亦云水肿脉多沉伏。病阳水兼阳症，脉必沉数，其证烦满，小便赤涩，大便闭结，治用五皮、五苓。重者疎凿饮子。病阴水兼阴症，脉必沉迟，其证不烦满，大便溏，小便少而不赤涩，治用寔脾饮、木香流气饮。腰以上肿及身有热者，水气在表，可发汗。腰以下肿者当利小便。上下分消其湿，此治水之良法也。丹溪曰：水病以健脾为主，使脾气得实而气运则水自行，非五苓、神佑、禹功之行水也。亟以参、苓为君，视所挟证加减，无不效者。若苟徒快利，用行水药，多致不救，信哉。

---

① 肤：延宝本同。《苍生司命·卷四·肿证余论挟水肿说》作"胃"。
② 眼：底本及延宝本均无此字。据《苍生司命·卷四·肿证余论挟水肿说》补。

治肿胀方

中满分消丸

治一切湿热致成胀满。夫胀满之病皆同，中气有亏，健运失常所致，法当补益中气为本，清湿热、疏壅滞为标。

人参四两　白术二两　茯苓二两　甘草五钱　黄芩一两　黄连二两　知母一两　猪苓一两　泽泻一两　生姜五钱　半夏一两　枳实一两　砂仁五钱　姜黄五钱　橘红一两　厚朴一两

为细末，蒸饼丸如梧桐子，姜汤下七十丸至百丸止。

谨按：人参、白术、茯苓、甘草补中益气，黄芩、黄连、知母清热，猪苓、泽泻分利水道，用生姜、半夏、砂仁、姜黄、橘红、枳实、厚朴等诸辛温之剂疏壅滞以消满闷。

加味五皮散

治四肢水肿，法当行气散水。

大腹皮　陈皮　桑白皮　生姜皮各一钱　木瓜钱半　茯苓皮一钱　姜黄七分

水二钟，煎一钟，温服。

谨按：用陈皮、生姜、大腹皮、姜黄等诸辛温以散礜气，赤茯苓、桑白皮、木瓜等以行水湿。

实脾散

治阴水发肿，用此先实脾土。

厚朴去皮，姜炒　白术　木瓜去瓤　木香不见火　干姜炮，各一两　草果仁　大腹子各半两　白茯苓去皮，一两　甘草炙，半两

上㕮咀，每服四钱，水一盏，姜五片，枣一枚，煎，不拘时服。

九味羌活汤

治水肿腰以上肿，宜发汗则愈。

五苓散

加木香、茵陈，治水肿从腰以下俱肿，以此汤利小便。仲景曰：腰以下肿宜利小便，腰以上肿宜发汗也。

四物汤

治朝宽暮急者，属血虚，如皮肤间有红缕赤痕者，乃血肿也，加红花、桃仁。

四君子汤

治暮宽朝急者，属气虚。

六君子汤

治气肿者皮厚，四肢瘦削，腹胁膨胀加木香、木通。

胃苓汤

治肥胖之人腹胀。

三补丸①

绀珠木香槟榔丸

二陈汤

治痰饮肿胀气喘者。

补中益气汤

治中气下陷，健运失常，脾虚不能行湿而肿胀者。

---

① 三补丸：三补丸至绀珠木香槟榔丸，原书两方后无内容。

大安丸

治饮食伤脾致成鼓胀。

六味地黄丸

治肾虚不能摄水。

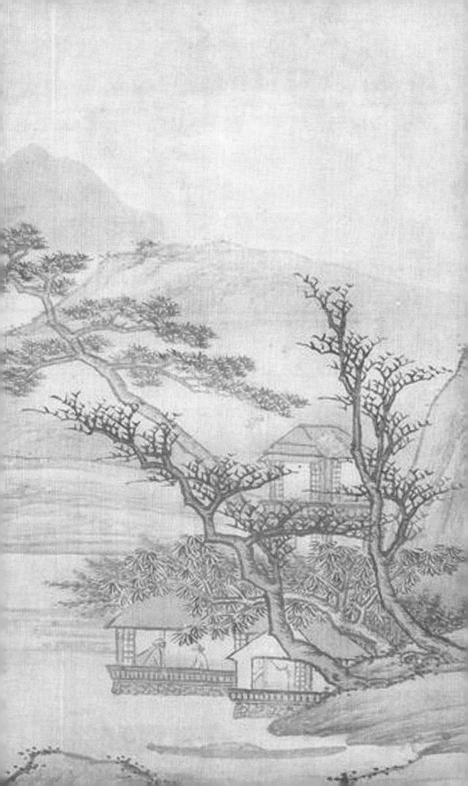

序芳辛苦之人也，盖庵香湿也。大法表里传经与伤寒相似，但心毒自内出，此为异耳。师云：凡看瘟疫，先看病两目眵泪丝如绣，舌苔黄白黑，以腹里热浅深，斯妖，候初起热重证。若紫黑燥裂，则是热之极甚，真有无瘟矣，分别表里经络，冰硃小腹，举有硬满之症，宜下利百，若小便不利而发热者，必宜复利百，则是鬲液留积，宜五苓散，若小便自利，则是血热瘀血，用桃仁承气汤去桂枝去焦，此法起看伤寒证，自有长证。初得病一二日，有表证去人参败毒散，初得病一二日，见大便闭渴饮水者，宜小柴胡去参合四苓散利渴去人参，初得病一二日，有表证去人参败毒散，稍久大便秘渴甚，而渴去参，当视其表里初尽知

心火：五七日不罢，宜大承气汤。故知此三法者，再随经治之，心火，大便秘结，紫根理。阳明病热甚者，宜大承气汤，若不渴者。太便秘结，紫脉者，宜小柴胡去参合四苓散去参，视形色，故知此三法者，宜复起也。丹溪曰：宜补阳。麦冬，蒉根，天水散之类，鲤血，宜滋润。白虎汤，三黄石膏汤加减之，渴不止者，宜参慎热气而渴，宜小柴胡去参。热甚者，视形色，白虎汤。自汗太甚者亦宜补，初才未知

大寒入阳明，宜五虎汤。自汗太甚者亦宜补，渴甚，宜白虎汤。凡瘟病，所谓上。阳明病热甚者，宜大承气汤。若不渴者，宜白虎汤加减之。见足渴加味白虎汤，渴甚，宜白虎汤加减之，湿盐汤。所谓所谓上。阳明为祚，又足

丹溪曰：少阳胆经风热，出于年前后上，用活法大不宜药逐，远则过其病。所谓阳明为祚，又足

瘟疫一起即发热，看归在何经，随随经治之。阳明为祚，湿盐汤。所谓所谓上。阳明

枯梗顺风散，外以蒴藋叶煎汁，调火蜒蚯蚓等数之。或用小柴胡加防风，羌活，荆芥，蒲荷

丹溪曰：此病痛处，防风通圣散加减用之，肿于外者，或割而刺之，悉由胆热行皮肤之，蓝重的珍珠也。

斑疹，蓝斑疹并出，治法大不宜药逐，远则过其病。凡盖重的珍珠也。

蒲荷，杜梗顺风散，外以蒴藋叶煎汁，调火蜒蚯蚓等数之。凡蓝斑疹并出，身冷音遗，秘则便遭，治法大不宜药逐。

小儿斑疹并出，身冷音遗，秘则便遭，皆出也。

大抵此瘟有阴阳，阳症发斑口干神昏则将作，阳症发斑，色虽假红出则持少，若作阴症发，色虽假红出则持少，又内伤色红赤者，此热盛在胃，九纪一生，又火下之平则共乘止下之，发斑色红赤青，胃热也。

斑如锦纹，点大两色赤，此瘟有阴阳，生死及掌理微虚，此瘟有微虚，宣理内温胃桔萎解散，但痢痢痢症证也。

斑疹二症赤随湿矣，此以斑疹悉焉之斑。五脏六腑之气皆宜发，故因热失下则热气熏蒸，予曰：胃壅不得泄，紫黑青也。卫入少阳阳明相火入胃，五脏六腑之气皆宜发，故因热失下则胃火亦虚，二经之火亦息。斑疹二症赤随湿矣，今欲下何脉驰之有，或灸云：斑疹首尾忌下，今欲下

卷之四

积聚、痞块、癥瘕、痃癖、肠覃①、石瘕

气之所积名曰积，取欝积久而发之义也。积有五，皆五脏所生，阴气也。阴脉沉而伏，其证始发有常处，其痛不离部，上下有终始，左右有定②处，皆痰饮、食积、死血所为也。

气之所聚名曰聚，取聚散不常之义也。聚有六，皆六腑所成，阳气也。阴脉浮而动，其始终无根本，痛发无定位，上下无留止。积与聚属脾，俱系气病。

痞者，否也，犹《易》所谓天地不交之否，浊气在上，凝结而成也。然痞块有癥瘕痃癖之不同。癥者，徵也，因物而成质，有块可徵，即积聚成块，不能移动者是也。瘕者，假也，假物而成形，或上或下，或左或右，移易能动者。癥瘕属肝部，俱系血症。

痃癖者，悬挂偏僻之意也。但痞与痃癖迺胸膈间之候，积与聚为肚腹之候，俱在上中二焦主病，故多见于男子。癥与瘕独见脐下，是为下焦之疾，故常得于媍③人。外有肠覃、石瘕二症，亦自媍人得之。

---

① 肠覃（tán坛）：原作"肠腪"，据文义改。下同。肠覃，古病名，出自《灵枢·水胀》。
② 定：底本及延宝本均作"穷"。据《苍生司命·卷五·积聚痞块癥瘕痃癖肠覃石瘕》及下文"痛发无定位，上下无留止"改。
③ 媍：同"妇"。下同。

肠者，大肠也；覃者，延也。大肠以传道为事，迺肺之腑。肺主卫气，气温则泄，气寒则凝。今寒气客于大肠，故卫气不荣，而结瘕在内。其始发也，大于鸡卵，至其成，如怀子状，久久按之则坚，推之则移，气病而血未病也，故月事不断，尤以时下，是其候也。

石瘕生于胞中，寒气客于子门，夫膀胱为津液之府，气化则能出矣，今寒气客于子门，则气塞不通，恶血当泻不泻，日以益大，状于怀子，结硬如石，故名石瘕。此气先病而血亦后病，故月事不来也。

丹溪曰：痞块在中为痰饮，在右为食积，在左为死血。又曰：凡积块不可用下药，徒损真气，病亦不去，当消导使之镕化，块去须大补。大抵脾胃迺聚痞块之根，宜以大补脾胃为主，脾胃之气一旺，则邪气自消。故洁古有"养正积自除"之说。辟之满座皆君子，其中有小人，自无容地而出。斯言信矣。治法：痰用二陈加瓦垄子，食积保和丸，死血用破血行血顺气药，通用大七气汤，贴药用三圣膏、琥珀膏。《难经》所载五积见症及东垣五积丸，宜参究。

五积见症

肝之积名曰肥气，在左胁下，如覆杯，有头足，久不愈。令人发咳逆、痎①疟，连岁不已。

心之积名曰伏梁，起脐上，大如臂，上至心下，久不愈，

---

① 痎：同"痎"。《说文解字》："痎，二日一发，疟也。"

令人烦心。

脾之积名曰痞气，在胃脘，覆大如盘，久不愈，令人四肢不收，发黄疸，饮食不为肌肤。

肺之积名曰息贲，在胁下，覆大如杯，久不愈，令人洒淅寒热，喘咳，发肺壅。

肾之积名曰贲豚，发于少腹，上至心下，若豚状，或上或下，无时，久不愈，令人喘逆，骨痿少气。

《脉经》曰：脉来细而附骨者，积也。

凡痞块在皮里膜外，须用补气药及香附开之，兼二陈汤，先须断厚味为要。

凡媢人腹中有块，多属死血。

凡木香、槟榔去气积，神曲、麦芽去酒积，虻虫[①]、水蛭去血积，礞石、巴豆去食积，牵牛、麦芽去水积，雄黄、腻粉去涎积，硇砂、水银去肉积，各从其类也。

治积聚、痞块方

丹溪消积丸

治一切瘀血坚积石瘕等症。

五灵脂　香附　海粉醋煮　三棱　莪术醋炙　红花各等分
石醶[②]减半

---

① 虫：同"虫"。下同。
② 醶：卤水。

瓦垄子能消血块。

上为细末，炼蜜为丸，如梧子大，每用白术汤吞下三十丸。

谨按：海粉、石醶之醎[1]以软坚，莪术以攻积，红花、五灵脂以行瘀血，香附以疎欎气。

保和丸

治一切食积。

山查六两　神曲　半夏　茯苓各二两　陈皮　连翘　萝卜子各一两

上为末，水浸，蒸饼丸，如梧桐子大，每服七八十丸，食远白汤下。

谨按：用山查、神曲以化宿食，连翘清湿热，陈皮、半夏、茯苓、萝卜等以豁痰结。

阿魏丸

治一切肉食不化，湿热欎肉成积。

阿魏　山查各一两　连翘二钱　黄连六钱半

为末，先以阿魏用米醋滚，化成糊，为丸，每以山查、麦芽煎汤，下三五十丸。

谨按：用山查、阿魏以化肉食，黄连、连翘之苦寒以清湿热。

木香槟榔丸

治气滞，心腹膨胀，大小便不快。

---

① 醎：同"咸"。下同。

虚损成劳证

劳者，伤也，因伤而成劳者也。《经》云：阴虚生内热。《难经》曰：至脉从下上，损脉从上下也。一损损于皮毛，皮聚而毛落；二损损于血脉，血脉衰少，不能荣于五脏六腑；三损损于肌肉，肌肉消瘦，饮食不为肌肤；四损损于筋，筋缓不能自收持；五损损于骨，骨痿不能起于床。然治损之法：损其肺者益其气；损其心者调其荣；损其脾者调其饮食，适其寒温；损其肝者缓其中；损其肾者益其精。刘河间曰：心肺损而色敝，肾肝损而形痿。但《机要》所言：感寒则损阳，损自上而下；感热则损阴，损自下而上。独以寒热言之，恐未尽虚损之理，而不及《难经》之该①且博也。大抵劳病根因各自不同，酒伤肺，色伤肾，思虑伤心，劳倦饮食伤脾，忿怒伤肝，此五者皆能致劳也。大要②酒色成劳者乃多耳，或谓六腑岂无成劳者乎？予曰：伤脏者为多，六腑间亦有之。

肺劳

肺如华盖，其气轻清，既不受寒，亦不受热。然酒性本热，多饮则肺受火邪，薰蒸日久以致郁遏不清，胀大不敛③，

---

① 该：备。
② 大要：延宝本同。《苍生司命·卷五·虚损成劳证》作"大约"。
③ 敛：原作"饮"，延宝本亦作"饮"。据《苍生司命·卷五·肺劳》改。

或喘或咳，渐至音哑，骨蒸寒热，皮毛焦干。如之，何其可救也？

肾劳

人之五火，皆赖肾水制之，色欲过度则肾水虚，虚则热矣。肾脉贯肝膈，入肺中，循喉咙，系舌本，所以肾虚之人先动肾火，延入肝膈，遂挟相火，便入肺中，始则咳嗽，久则发热，盗汗遗精，骨痿肉脱，甚至伤脾，泄泻作而危殆矣。

心劳

心者血之原，荣卫发动之所始也。心不妄役则真血日生。惟劳心焦思，日久不置，思虑过矣。由是心血日耗，肝无所秉，脏腑无所润，筋脉无所养，荣气不行，邪热随作，《经》所谓"阴虚生内热"是也。热盛克金，金衰瘦甚，日见消铄而危亡待矣，此症不得志者多有之。

脾劳

元气静则神藏，动则消亡。若劳倦过甚，饮食不节，二者皆使脾之元气受伤，不能舒发，以致饮食不化，泄泻频作，血气不生，肌肉不长。况脾者肺之母，脾气衰惫则肺失所资，津液不生，日成枯涸，咳嗽殊甚，劳斯成矣。

肝劳

大怒则令人暴绝煎厥，使血菀于上，故多怒之人肝火屡动，而所藏之血随火上逆，大吐不止，稍久则并脏腑膻中之血尽吐不留焉。所谓相火一动则五火相煽而动，火动则血随之矣。真血去多，身成空廓，以致金不制木，木火凌肺。

《经》所谓"侮其所不胜者"是也。发热、咳嗽、胁痛、喘急而劳日剧矣。由是观之，劳病同名，根因不一，治者当究其始末，明在何经，不可模糊泛治。

五劳见症

痨瘵之症，五脏必归于一经，治宜分经而疗。

如足酸腰疼，背拘急，遗白浊，面带黧色，耳轮焦枯，脉沉细数，此乃肾经受伤，宜四物加黄柏、知母、五味、麦冬、泽泻、杜仲、肉桂之类，煎熟，入童便、韭汁、竹沥。

如心神惊悸、怔忡无时，盗汗，心烦热闷，口舌生疮，咯血，面赤，脉洪而数，乃心经受伤，宜四物汤加茯神、莲心、黄连、远志、菖蒲、朱砂之类。

如咳嗽、喘促、衄血、嗽血，皮肤燥稿，鼻息声沉，时吐痰沫，脉微虚而濇数，乃肺经受伤，宜四物加沙参、麦冬、五味、知母、贝母、桔梗、桑白皮、地骨皮、款冬花、紫苑茸、马兜铃、百合、百部之类，煎熟，加童便、竹沥、姜汁。

如胁痛，目赤面青，颊赤多怒，虚阳不敛，梦与鬼交，甚至卵缩筋急，脉弦而数，乃肝经受病，宜四物加竹茹、龙胆草、柴胡、黄芩、青皮、竹叶之类。

如面色痿黄，唇干焦燥，饮食无味，腹痛，肠鸣泻痢，四肢倦怠，脉虚濡数，乃脾经受伤，宜四君子汤加酒炒白芍、莲肉、薏苡、山药、白扁豆、泽泻、猪苓之类。

凡骨蒸劳热，元气未脱，灸四花穴亦劲。

治劳病要法

劳病有阴虚，有阳虚，有阴阳两虚者，在精察而酌之，勿令误也。凡气皆阳也，凡精血皆阴也。阳虚者，四君子；阴虚者，四物加知、柏；阴阳两虚者，合而用之，此定理也。如阳虚而惧用补阴之剂，则吐逆痞闷，渗泄之证成焉，其人解㑊。阴虚而惧用补阳之剂，则盗汗、嗽热、梦遗之证成焉，其人烦燥。今世之医者，凡见人有自汗、怠惰、嗜卧、食少，皆用补中益气、十全大补，固当矣，至于阴虚而倦怠食少，痿弱盗汗，亦每用之。甚者，明见其吐血、发热、咳嗽，尤[①]用之不置焉，是促之亡者也。殊不知阴既虚矣而尤补阳，则阳愈亢，阴愈虚，诸病悉加，将何望其有生耶？亦惑也已。

阴虚久服补阳论

阴虚补阴，理也，今惧补阳，已非理矣，况久服乎？久服则大助阳邪，燥灼真阴，真阴渐亡[②]，阳邪益炽，真元之气无所附丽，遂成飞越，或吐血发热，或二便燥秘不通，或筋骨挛痛，或精神恍惚，或五脏绝于内，而利不禁，勺水不入而死矣。

---

① 尤：用同"犹"。还。下同。
② 亡：同"亡"。下同。

论劳病可治症

劳病失血，发热咳嗽，梦遗盗汗，皆阴虚也，而卒有可治者，皆脾胃充盛，饮食多进致然。大哉，坤土乎！万物赖之以养者，此也；血气之赖生者，亦此也。盖脾土一旺，则饮食自调，精血渐生，虽有邪热，药得以制之、消之，久则邪日退而正日复，此病之所以可起也。若脾胃一弱，则养血、生精、清肺之药，不无出入加减用之，而脾胃日愈损矣。将见元气下陷，虽滋肾而肾不生精，虽养心而心不生血，虽清肺而肺不生液。盖元气一亏，不能鼓舞乎诸经，而生新阴补旧损也。真火不生，则邪火日炽，所谓不能壮水之主①，以制阳光也，治何益哉？予恒治数十人，皆脾胃壮健，元阳不亏，伐相火之邪，滋金水之正，随手辄效，咸以是也，故以告同志。

论真火动者病不可治

凡真火动者，皆不可治，岂独肾哉？人之有肾，犹木之有根，水之有源，制阳光，健筋骨，生精神，其所系亦重矣。愚民不知此重，而御内太过，肾室空虚，遂生内热，挟相火而贯肝膈，入肺中，循喉咙，系舌本，此咳嗽、吐血、潮热之所由来也。若伤损之轻，知觉之早，调养之专，犹可冀其生也，若至伤损之甚重，失血之频仍，邪火之日炽，此真火

---

① 主：原作"三"，据延宝本改。

之动于肾也，不治。

肺如华盖，其位高，其气清，其体浮，形寒饮冷先伤之，至于邪火克金，则伤之重也。故醇饮之人，肺先受热，胃厝火邪，错日①薰蒸，或成肺胀，则咳嗽喘急；或成痈痿，则音哑无音，皮毛干枯，癯瘦骨力，此真火之动于肺也，不治。

肝者，将军之官，其性暴，其动速，无病则藏血，有病则逆血。故《经》云：大怒则令人煎厥暴绝，使血菀于上。盖大怒之人先动其肝，肝性猛烈，气即逆上，血随气逆，大吐不止，肝室空虚，内火愈炽，心虽生血，肝不复纳，心血虽临，不移而辄出矣。此真火之动于肝也，不治。

心者，君主之官，神明出焉。心火亢极，形质焦枯，兼相火②薰蒸，日隆月炽，忽尔大痛，唇青甲黑，朝发夕死，百无救一，此真火之动于心也，不治。

脾者，仓廪之官，五味出焉。故饮食入胃，赖以运化，脾火暴盛，血液枯绝。胃虽能纳，脾失转运，泄泻无度，补则愈甚，清则濡弱，脉细而数，肌瘦骨立。此真火之动于脾也，不治。

世有真头痛者，火炎水灭也；有真腹痛者，阳亢阴亡也。皆真火之动也。《经》曰：暴病暴死，皆属于火。其此之谓与。然亦有属寒③者，急温之，犹可活也。

---

① 错日：延宝本同。《苍生司命·卷五·论真火动者病不可治》作"逐日"。
② 火：底本及延宝本均阙。据《苍生司命·卷五·论真火动者病不可治》补。
③ 寒：原作"塞"，据延宝本及据下文文义改。

治虚劳方

四君子汤

治一切气虚之证，补气和胃进食。

白术　人参　茯苓　甘草各等分

上㕮咀，水煎服。

谨按：《经》云：中气不足者，补之以甘温。用参、术、茯苓、甘草补中益气。

四物汤

治一切血虚之证，补血和血调经。

当归　白芍药　地黄　芎䓖各等分

上㕮咀，水煎服。

谨按：《经》云：阴①不足者，补之以味。用归、芎、芍药、地黄以补阴血之不足。

八物汤

治气血两虚。

白术　人参　茯苓　甘草　当归　白芍药　地黄　川芎各等分

上㕮咀，水煎服。

谨按：用四君以补气，四物以补血，合而用之，平补气血，调和阴阳也。

---

① 阴：《素问·阴阳应象大论》作"精"。

十全大补汤

治男子妇人诸虚不足、五劳七伤。此药性温平补，常服生血气，壮脾胃。

白术去芦　人参去芦　茯苓去皮　甘草炙　当归酒洗　地黄酒洗　川芎　白芍药酒浸，炒　黄芪去芦，各等分　肉桂去皮，减半

上为末，每服五钱，水一盏半，生姜三片，枣二枚，煎八分服。

谨按：用参、芪、术、草、茯苓等补气，归、芎、地、芍等补血，肉桂和荣卫，通血脉。

金匮肾气丸　即六味地黄丸[①]

治形体瘦弱，无力，多困，肾气久虚久新，憔悴，寝汗发热，五脏齐损，遗精便血，消渴淋浊等证，及妇人血虚无子者，服之有效。

熟芐酒洗，八两　白茯苓　牡丹皮　泽泻各三两　山药　山茱萸肉各四两

上为末，炼蜜为丸，如梧子大，每服五六十丸，空心白汤下，寒月温酒下，如肾虚有饮作痰唾，生姜汤下。

谨按：用山萸、泽泻、熟地滋肾阴，益精气以壮筋骨，白茯苓、山药益气强阴，牡丹皮补虚劳以除骨蒸烦热。

八味丸

治肾气虚乏，下元冷惫，脐腹疼痛，夜多旋溺，脚膝缓

[①] 金匮肾气丸即六味地黄丸：此为著者之言，实际二方并不相同。

弱，肢体倦怠，面皮痿黄或黧黑，及虚劳不足，渴欲饮水，腰重疼痛，小腹急痛，小便不利。

熟苄八两　泽泻　牡丹皮　白茯苓各二两　山药　山萸各四两　附子炮　桂心各一两

上为末，炼蜜为丸，如梧子大，每服五十丸，温酒送下，或淡盐汤送下，妇人淡醋汤送下，空心服。

谨按：六味地黄丸专补左尺肾水之药，八味丸既补左尺肾水，兼补右肾相火之药，少年水亏火旺，宜服六味地黄丸，老年水火俱亏，宜服八味丸，况老年肾脏真水既虚，邪水乘之而为湿热，以作腰痛足痿，痰唾消渴，小便不禁，淋闭等症，非桂附之温散而能治之乎？

人参固本丸

夫人心藏血，肾藏精，精血充实则须发不白，颜貌不衰，延年益寿，其夭阏①者，多由服性热之药，不能滋生精血也。而药之滋补精血者，无出于生熟二地黄，世人徒知服二地黄，而不知服二门冬为引也。盖生地黄能生心血，用麦门冬引入所生之地；熟地黄能补肾精，用天门冬引入所补之地。四味互相为用，《本草》又以人参为通心气之主，故宜加焉。

生地黄　熟地黄各酒洗，浸　天门冬去心　麦门冬各二两　人参一两

上为末，炼蜜为丸，如梧子大，每服五十丸，空心温酒、

----

① 夭阏（è恶）：亦作"夭遏"，夭亡，夭折。

淡盐汤任下。如有痰者，生熟地黄各用姜汁炒过，恐泥隔①
故也。

谨按：用生熟地益真阴以制火热，天麦二冬、人参清肺、
止嗽、润肺。

大补阴丸

降阴火，补肾水。

黄栢炒褐色　知母酒浸，炒，各四两　熟苄酒蒸　龟板酥炙，各
六两

上为末，猪脊髓和蜜丸桐子大，每服七十丸，空心淡盐
汤下。

谨按：用知母、熟苄、龟板、黄栢等补真阴以泻火。

虎潜丸

治痿，与补肾丸同。

黄栢半觔②，酒炒　龟板四两，酒炙　知母三两，酒炒　熟苄
陈皮各二两　琐③阳一两半　虎骨一两，炙　干姜半两　白芍药
二两

上为末，酒糊丸，或粥丸。

补天丸

治气血俱虚甚者，以此补之，多与补肾丸并行，若治虚
劳发热者，又当以骨蒸药佐之。

---

① 隔：通"膈"。
② 觔（jīn斤）：同"斤"。
③ 琐：通"锁"。

紫河车净洗，用布缴干，同前补肾丸捣细，焙干碾末

米糊丸，夏加五味子半两。

秦艽扶羸汤

治肺痿，骨蒸已成，劳嗽或热或寒，声不出，体虚自汗，四肢怠惰。

柴胡去苗，二两　地骨皮一两半　鳖甲米醋炙　秦艽　当归洗，焙　半夏汤洗七次　紫苑茸　甘草各一两

上㕮咀，每服四钱，水一盏，姜五片，乌梅、大枣各一枚，煎至七分，去柤①，食后温服。

天王补心丹

宁心保神，益血固精，壮气力，强志，令人不忘，清三焦，化痰涎，去烦热，除惊悸，疗咽干，育养心神。

生地黄酒洗，四两　人参五钱　白茯苓去皮，五钱　远志去心，五钱　玄参去芦，五钱　桔梗五钱　栢子仁去油，一两　丹参炒，五钱　天门冬去心，一两　酸枣仁炒，一两　当归酒洗，一两　麦门冬去心，一两　五味子炒，一两

上为细末，煮蜜为丸，每两作十丸，朱砂金箔为衣，每服一丸，用灯心枣汤化下，食远临卧服，或作小丸亦可。

谨按：人参养心气，当归养心血，天麦门冬所以益心津，生地、丹、玄所以鲜心热，栢仁、远志所以养心神，五味、

---

① 柤（zhā渣）：渣滓。

酸仁所以收心液，茯苓能补虚，桔梗能利隔[1]，劳心之人宜常服也。

秦艽鳖甲散

治气血劳伤，四肢倦怠，面黄肌瘦，骨节烦痛，潮热盗汗，咳嗽痰唾。

加味十全大补汤

治发热渐成劳瘵者。

十全大补汤加柴胡、黄连煎服，如热在骨髓，更加青蒿、鳖甲煎服。

六君子汤

治气虚而挟痰者。

补中益气汤

治饮食劳倦失节，致伤中气。

犀角地黄汤

治劳心动血、衄血。

---

[1] 隔：通"膈"。延宝本作"膈"。

眩运症

眩运者，目花黑暗旋倒也。其状头眩目闭，身转耳聋，如立舟车之上。丹溪曰：无痰不作眩。此症属痰居多，痰在上，火在下，火炎上而动其痰，故作眩运。《经》曰：诸风掉眩，皆属肝木。故治眩运，药中当加制肝药为佐使。然有气虚、血虚挟痰而眩运者，有伤风寒挟痰而眩运者，有痰厥眩运者，有因呕吐、岘巇、崩漏、便血并产后失血过多而眩运者，有火动其痰作眩运者，宜各推类治之。气虚四君子、人参益气，量加菊花、川芎、天麻。血虚四物加贝母、天麻、秦艽、陈皮、甘草。伤风寒宜荆芥穗、防风、薄荷、天麻、白芷、川芎、南星、白附子、半夏。痰饮加减白术半夏天麻汤、茶煎散。诸失血过多者，大补阴血自愈。吐血即眩运者，胸中有死血迷闭心窍而然，是宜行血清心自安。产后眩运，即《要略》谓"新产娠有三症，二曰病郁冒"是也。初昏倒不知人，急烧旧漆器薰鼻窍即甦，随进十全大补倍参、芪，血脱益气，阳生阴长之义也。火动其痰者，二陈加黄芩、羌活、苍术。挟气虚者，亦以治痰为主，加补气药、降火药。人肥白而作眩者，治宜清痰降火为先，而兼补气之剂；人黑瘦而作眩者，治宜滋阴降火为要，而兼抑肝之剂。此治眩运之大旨也。

治眩运方

加味六君子汤

治气虚挟痰作眩，治宜豁痰补中为主。

人参一钱　白术一钱　茯苓八分　炙草五分　大枣二枚　橘红七分　生姜三片　半夏八分　荆芥穗八分

水煎，食后服。如痰盛，加竹沥一大匙。

谨按：用四君、大枣以补中气，陈皮、生姜、半夏以豁痰涎，佐以荆芥穗导引诸药至巅，清利头目以止眩晕。

六合汤

治血虚挟风眩晕，治宜滋阴血。

当归三钱　地黄二钱　川芎二钱　芍药二钱　秦艽七分　羌活一钱

水煎，食后服。

谨按：用四物补血为本，秦艽、羌活驱风止眩为标。

川芎茶调散

治风眩头痛。

半夏白术天麻汤

治痰厥眩晕头痛。

二陈汤

治痰火眩运。

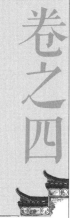

四物汤①

四君子汤

八珍汤

---

① 四物汤：四物汤至八珍汤，延宝本同。底本三方下无内容。

头痛症 附眉稜骨痛

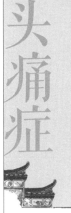

　　头者，身之元首，一有痛楚，无问标本，宜先治之。但经络有三阳三阴之不同，见症有气虚血虚之不一，然又有风寒，有暑热，有痰火、痰厥，有内伤，有伤寒，有偏头痛，有眉稜骨痛，有真头痛，症各不同，治之者宜各推类求之。太阳头痛，恶风寒，脉浮紧，痛在巅顶两额角，宜川芎、羌独活、麻黄、藁本主之；阳明头痛，发热自汗，脉浮长大，痛连目眦齿颊，升麻、葛根、石膏、白芷主之；少阳头痛，徃来寒热，脉弦，痛连耳根，宜小柴胡主之；太阴头痛，有痰，体重腹痛，脉沉头重，苍术、半夏、南星主之；少阴头痛，三阴三阳经不流行而足寒气逆，脉沉细，宜麻黄附子细辛主之；厥阴头痛，吐痰沫，厥冷，脉浮缓，痛引目系，吴茱萸汤主之。此六经头痛兼挟外邪也。气虚头痛，耳鸣，九窍不利，肠胃之所主[1]也，痛在清晨，治宜补中益气倍参、芪，加川芎、藁本；血虚头痛者，自鱼尾上攻头痛，多在日晚，治宜四物倍芎、归，加芷、辛；气血两虚者，调中益气加川芎、蔓荆、细辛；痰厥头痛眩运，白术半夏天麻汤；风湿热头痛，清空膏；风寒感冒头痛，防风、羌活、藁本、白

---

① 主：延宝本同。《苍生司命·卷五·头痛证》作"生"。

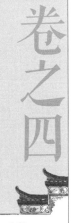

芷；劳役下虐之人似伤寒发热，汗出两太阳穴，痛甚，此乃相火自下冲上，宜补中益气汤加川芎、蔓荆子、细辛；伤寒头痛而不止，治见伤寒门。偏头痛者，头半寒痛是也，在左属风及血虚，风用荆芥、薄荷，血用芎、归、栢、芍，在右属痰与热，痰用苍术、半夏，热用^①酒炒芩、连。有眉稜骨痛不可忍者，此属风热与痰，选奇方。若真头痛者，甚则脑尽痛，手足冷至节，此火炎水灭也，死，不治。治头痛通用茶煎散、川芎茶调散、二陈汤。治头痛皆用风药，以高巅之上，唯风药可到故也。头痛须用川芎，如不愈，各用引经药。

太阳川芎　阳明白芷　少阳柴胡

太阴苍术　少阴细辛　厥阴吴茱萸

巅顶痛宜藁本、防风、酒炒柴胡、升麻。

治头痛方

白术半夏天麻汤

治痰厥头痛。

黄药二分，酒洗　干姜三分　泽泻　白茯苓　天麻　黄芪
人参　苍术各五分　神曲炒　白术各一钱　半夏　麦药面　橘皮
各一钱五分

上剉，每服五钱，水煎热服。

谨按：用人参、黄芪、茯苓、白术等补中气以健运动，

---

① 用：原作"明"，据延宝本改。

天麻驱风，苍术、泽泻疏瀹，黄柏清热，生姜、半夏、橘红等行气豁痰，以神曲等健脾和胃。

清空膏

治风热上壅，头目作痛，治宜疏风清热为主。

川芎　防风　羌活　黄芩　柴胡　黄连

等分，共为末，每以一钱用茶清调如膏，临卧以抹口内，少用白汤送下。

谨按：用川芎、防风、羌活等诸辛温以疏风，柴胡、黄芩、黄连等诸苦寒之剂以清热。

选奇方

治眉稜骨痛。

羌活　防风各二钱　甘草二钱，夏月生，冬炒　酒黄芩一钱，冬月不用，有热者用

上每服三钱，水一钟，煎七分，食后温服。

谨按：用防风、羌活以疏风，黄芩以清热，佐甘草以和药。

加味二陈汤

治头风常发者，名曰头风，偏于一边而痛者，名偏头风。

陈皮　半夏　茯苓　甘草　川芎　细辛　黄芩　黄连
薄荷　苍耳　胆南星[①]

加姜三片，水煎服。

---

① 陈皮至胆南星：原方各药无剂量。

谨按：用二陈加南星之燥以治痰，芩、连苦寒以治热，川芎、细辛、薄荷、苍耳以治风。

芎归汤

治血虚头痛。

川芎　当归等分

上每服五钱，水煎服。

调中益气汤

治气血俱虚头痛。

内加川芎三分，蔓荆子三分，细辛二分。

川芎茶调散

治诸风上攻头目，偏正头痛。

补中益气汤

治气虚及内伤头痛。

二陈汤

治痰头疼。

四君子汤

治气虚头痛。

四物汤

治血虚头痛。

八物汤

治气血两虚头痛。

胃脘痛症

胃脘痛，俗痛为心痛，古方名为脾疼。盖胃之上口名贲门，贲门与心相连，故《经》所谓胃脘当心而痛是也。其证由清痰食积欝于中，七情九气触于内，以致清阳不升，浊阴不降，而肝木之邪得以乘机侵侮，而为病也。然其病不一，有真心痛者，客寒犯触心君，或污血冲心，手足青黑过节腕者，旦发夕死。其馀有痰，有火，有死血，有客寒犯胃，有虚痛，有实痛，有食积痛，有虫痛。治火用牛黄丸，定痛神效，煎药用芩、连、栀子，末药，或用白蒺藜作散服①；治痰用玄明粉，水调服，或用搽面粉，生炒各半，俱量人虚实，服一二钱，汤用二陈加枳实、片芩、山栀、木香少许。死血在胃脘，宜桃仁承气加玄胡、红花、归尾，先用韭汁频饮之；治客寒犯胃，用草豆蔻丸，劫止如神，或苏合香丸，汤药用姜、砂仁、木香。虚痛，以物注②按痛处，则痛止者是也，宜理中、二陈加和血药。久病元气虚弱，肢体怯薄，脉弱，手欲按者，六君子加砂仁、香附。寔疼因气怒、饮食，卒痛、便闭、心胸高起，手不可按是也，二陈加行气消食药。虫痛者，面上有白斑，唇红，能食，

---

① 末药，或用白蒺藜作散服：延宝本同。《苍生司命·卷五·胃脘心痛证》作"水药或用白蒺藜作散服"，《方症会要》作"末，同白蒺藜"。
② 注：延宝本同。《苍生司命·卷五·胃脘心痛证》作"柱"。

时作时止，二陈加苦楝根煎服。丹溪曰：治心痛当分新久，若明知身受寒气，口食寒物，于初病之时，当用温散温利之剂，若稍久而成鬱，鬱则成热，若用温剂，宁不助火添病乎？故古方多用山栀为君，热药为之向导，则邪易伏，病易退，此病虽日久，不食不死。若痛才止即恣口，腹痛必再作，此确论也。

火脉浮数[①]　痰脉滑实　死血脉濇

寒脉沉迟　虚脉软弱细小

实脉敦实而滑　痛甚脉伏

治胃脘痛方

经验方

治心脾脉涩，此乃湿痰食积，鬱于胃脘，寒入经络所致，法当消食积，导湿痰，温胃疎鬱。

橘红七钱　甘草三钱　茯苓七钱　半夏八钱　苍术五钱　神曲五钱　台芎五钱　香附五钱　山栀五钱　草豆蔻五钱

共为末，神曲糊丸，每服食后姜汤送下五七十丸，作汤用亦可。

谨按：用二陈、苍术等以导湿痰，山栀清火，草豆蔻温胃止痛，神曲消食，台芎、香附疎鬱顺气。

草豆蔻丸

治客寒犯胃而痛，热亦可用，止可一二服。

---

① 数：延宝本同。《苍生司命·卷五·胃脘心痛证》作"散"。

草豆蔻一钱四分　益智　橘皮　僵蚕　人参　黄芪　吴茱萸各八分　生甘草　炙甘草　归身　青皮六分　神曲炒　姜黄各四分　泽泻二钱，小便数者减半　麦芽炒，一钱　苂胡①四分　桃仁七个，去皮、尖，另研

上除桃仁，馀为末，浸，蒸饼丸如梧子大，每服三十丸，白汤下，食远旋斟酌多少用之，此丸多治气馁弱人心痛，妙。

乌梅丸

治中气亏败，肠胃虚冷，蚘②虫攻痛，以致胃脘当心作痛，法宜益气血，杀蚘，散寒。

人参　当归　乌梅　黄连　黄柏　细辛　肉桂　蜀椒干姜　附子③

共为末，炼蜜丸，每空心盐汤下七十丸。

谨按：用人参益气，当归调血，乌梅、黄连、黄柏④，细辛、肉桂、蜀椒、干姜、附子以散寒。

控涎丹

治痰涎蓄于中脘作痛。

桃仁承气汤

治死血流于胃脘作痛。

---

① 苂胡：即柴胡。今统用"柴胡"。
② 蚘（huí回）：同"蛔"。蛔虫。下同。
③ 人参至附子：原方各药下无剂量。
④ 乌梅至黄柏：据理当有功效阐释内容。

腹痛症

丹溪曰：腹痛有寒，有火热，有死血，有食积，有湿痰，有虚，有实。夫寒痛者，常痛而无增减是也。成无己[1]曰：阴寒为邪，则腹痛而兼吐利，治宜理中加吴萸、玄胡，甚者入桂、附。火热痛者，时痛时止，《原病式》曰：热欝于内，则腹满坚结而痛，不可例言，为寒也。脉洪者黄芩芍药汤，便秘脉大者宜下，调味承气汤、备急丸。死血痛者，痛有常处而不移，成无己曰：邪气聚于下焦，津液不通，气血不行，或溺或血，留滞于下，是生胀满。小便利者宜川芎、白芍、归尾、桃仁、红花，跌打瘀血宜桃仁承气。若小便不利者，则为溺涩之证，非畜血也，食积痛者，痛甚便欲大便，便后则痛减，脉弦宜温散之，保和丸加行气利气药，以食得寒则滞，得热则行[2]也。或用吐法。湿痰痛者，先[3]痛二便不利，脉滑，以痰因气滞而聚，阻碍道路，气不得宣通，故痛，治宜导痰开欝，二陈汤。实痛者，腹胀满，手不可按，元气实者，宜推荡之，大承气汤。虚痛者，以手按之则痛止，戴氏[4]

---

① 成无己：原作"陈无己"，据理改。下同。
② 得热则行：底本及延宝本均作"得热则凝"，据理改。
③ 先：延宝本同。《苍生司命·卷五·腹痛证》作"凡"。
④ 戴氏：延宝本同。《苍生司命·卷五·腹痛证》作"戴人"。即张子和。

云：其人本体原弱，或大病后气血两虚得之，不可拘于诸痛不宜服参芪之语，急投温补重剂，四君子、理中加顺气药，汗多倍参、芪、炒白芍。治腹痛必用温散药，以其郁结不行，阻气不运故也。凡人脐下忽大痛，人中黑色者，多死不治。

师云：凡在胃脘下痛者，多属食积，绕脐痛者属火，脐左右少腹痛者多属死血，少腹痛者属寒。当宗此辨之。

丹溪云：白芍药惟治血虚腹痛，诸证不可用，以酸收敛。今考古方治腹痛，用白芍四钱，生①甘草二钱，甚效。又考白芍不惟治血虚，而能大行气，腹痛者荣气不从，逆于肉里，今得白芍行其荣气，而又以生甘草之缓和其逆气，此不治之治，迺所以深治之也。

大抵痛随利减，故有绕脐大痛，势急欲死，百药不效，后用大承气连下二次方止。硝、黄或各至五钱以上方效。然此法亦不得已而用，未可视为常例也。亦有寒痛者，多在少腹，宜吴茱萸汤，甚者椒、附及炒盐葱熨之。

治腹痛方
河间芍药甘草汤
治一切肚腹疼痛。
白芍五钱　炙草三钱
加姜三片，水煎温服。

---

① 生：底本及延宝本均作"皮"。据下文"而又以生甘草之缓和其逆气"改。

谨按：用甘草缓急和中，白芍收阴，以止腹痛。

黄芩芍药汤

治脉洪，热邪于腹作痛，法当清热为先。

黄芩三钱　白芍一钱　炙草七分　水煎乘热服。

谨按：用黄芩清热为君，芍药益阴为臣，甘草缓急和中为佐。

枳实导滞丸

治伤湿热之物不化，腹满作痛。

理中汤

治中寒腹痛。

保和丸

治伤食腹痛。

二陈汤

治痰积腹痛。

木香槟榔丸

治因饮食一切积聚作腹痛者，用此药消导，渐去为佳。

备急大黄丸

治心腹诸痛，卒暴百病，用此药推逐即愈。

桃仁承气汤

治因跌扑损伤，瘀血作腹痛者，内加当归、蘓木、红花，入酒童便，煎服下之。

三承气汤

治心腹痛初得时，元气未虚，用此推荡。

腰痛症

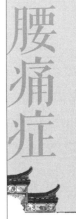

丹溪曰：腰痛有肾虚，有瘀血，有寒湿，有湿热，有痰积，有挫闪。痛而不已者，属肾虚；痛有定处，日轻夜重，大便黑，小便黄赤者，属死血；徃来走痛者，属痰积；腰冷身重，如带五千钱，或遇阴寒即作，晴煖即觧者，属寒湿；痛而或作或止者，属湿热。治法：肾虚者脉大，宜补之，煨肾丸，知、栢、杜仲、枸杞、山萸、兎丝子；瘀血者脉濇，宜逐之，四物加桃仁、红花、藕木、乳香、没药；湿热者脉缓，宜分利之，渗湿汤、苍术汤加杜仲、黄栢、川芎；痰积者脉伏滑，宜开导之，二陈加苍术、南星、竹沥、杜仲；挫闪者宜行之，用如神汤；寒湿痛即肾着痛，治宜疎湿，兼用温散，肾着汤。《经》曰：动摇不能，肾将惫矣。故腰痛虽^①有五症，其原皆本于肾虚。盖腰者，肾之府，人身之大关节，诸经皆贯于肾而络于腰，故肾经一虚而腰痛之诸病作矣，正经所谓"邪所凑，气必虚"是也。诸腰痛不宜用补气药，亦不可峻用寒凉药。兼气虚非补不可者，不能不用，但有监制耳。痛虽属火，得寒则闭，遏而痛甚，故各条云顺气、行气、快气，主温散也。

---

① 虽：底本及延宝本均作"须"。据《苍生司命·卷五·腰痛证》改。

治腰痛方

肾着丸

治体重腰冷如冰，此乃寒湿为患，治宜散寒行湿。

甘草炙，五钱　干姜一两　茯苓两半　白术二两

姜汁糊丸，每食后盐汤下三五十丸。

谨按：用干姜之辛热以散寒，茯苓、白术之甘淡以去湿，佐甘草以和药。

青娥丸

治肾气虚寒，法当补肾元为主。

杜仲四钱　破故纸二钱　胡桃肉半斤　干姜二两

炼蜜丸，空心淡盐汤下八十丸或百丸。

谨按：用杜仲、胡桃肉、破故帋①等益精元，佐干姜以温肾。

独活寄生汤

治肾气虚弱，风湿乘之，流注腰膝，或拘挛掣痛，不得屈伸，或缓弱冷痹，行步无力，法当益肾阴，疎风湿。

杜仲八分　熟地钱半　独活七分　秦艽八分　细辛七分　茯苓八分　炙草六分　桂心八分　人参二钱　防风一钱　桑寄生一钱　川归五钱　川芎七分　白芍八分　牛膝八分

水煎，空心服。如不利者，去地黄。

如血滞者，宜刺委中穴，出血或灸肾腧、昆仑穴尤佳。

---

① 帋：同"纸"。

谨按：用杜仲、熟地补肾阴，独活、秦艽、细辛、桑寄生、桂心、防风等疏风胜湿，人参、茯苓、甘草补气，当归、川芎、芍药养血，佐牛膝壮筋骨以健行步。

猪腰青盐杜仲方

治腰痛。

猪腰一具　青盐三钱　杜仲末五钱

先将猪腰剖开后，入青盐、杜仲于内，湿纸包，煨熟，空心服之。

补阴丸

治肾虚腰痛。

六味地黄丸

治肾虚腰痛。

二陈汤

治痰饮腰痛。

四物汤

治血虚腰痛。

桃仁承气汤

治瘀血腰痛。

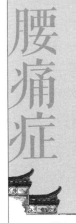

胁痛症

胸胁者，肝胆二经往来之道路也。故木气之伤，痛在胸中；肝气实盛，痛在两胁。然胁痛之病有数症焉。岁木太过，肝气旺盛，两胁充满，莫能舒泄，壅胀为痛，势急难支，此肝火之盛为之也。稀涎宿痰留注两胁，或僻一胁，绵绵隐痛，或作或止，一有呕恶则吊动掣痛，久则形肿色赤，硬坚不移，若以肿毒治之增剧，此痰气之结为之也。心生血，肝纳血，肝有热则妄行，注于胁则胁痛，或紫黑，或结块，上部抵当汤，中部桃仁承气汤，皆称捷径[1]，此污血之积为之也。又岁金肃烈，制木太过，致肝气欝而不伸，两胁痛而不止，此须抑金扶木，泻白散合阿胶四物汤，泻有馀而补不足，使两气和平，则痛自止，此肝木之被欝为之也。又有伤寒往来寒热，胸胁痛，耳聋，此虽[2]属少阳，然胆者肝之窍[3]，痛甚则肝气亦受损伤，惟小柴胡少加牡蛎、胆草，则二经皆平矣，此伤寒之虚热为之也。又有饮食填塞太阴，肝[4]气被压，然肝者将军之官，其性猛烈，不受压制，上冲之则胃脘痛，横行之则两

---

[1] 捷径：延宝本同。《苍生司命·卷五·胁痛证》作"捷效"。《方症会要》作"捷剂"。

[2] 虽：底本及延宝本均作"须"。据《苍生司命·卷五·胁痛证》改。

[3] 窍：延宝本同。《苍生司命·卷五·胁痛证》作"府"。义胜。

[4] 肝：原作"用"，据延宝本改。

胁痛，惟消食顺气，少兼温散，则食下而肝气自舒，胁痛自止。有医言：胁下一条扛气[1]作痛者，食积也。然饮食入胃，安得出胁而为扛[2]起？必食积偏坠一边，而近胁作痛，故医云然。孰信哉？信乎理而已矣。又有挫闪跌蹼[3]一症，或气郁，或血积，亦作胁痛，若以凉药治之，则痛益甚，须用行气行血之剂而兼温药以散之，辄效。又有阳虚、阴虚二症，皆属之不足，非可以有馀者例治也。有阴虚火动，咳嗽吊动两胁而痛者；有肝气横行两胁而大痛者，此相火为之，用芦荟丸，二痛皆止。但劳症本病，莫之能疗。其肝气虚并元气弱而痛者，若以肝气实盛治之，立祸，惟用四物少加炒盐以补肝，用四君子少加芩、柴以补气，则虚回而痛自止矣。凡此皆身亲历而验之，非敢泛论以误人也。

治胁痛方

小龙会丸

治肝火郁甚而作胁痛，治宜疏郁肝火。

当归　山栀炒　黄连炒　龙胆草酒洗　川芎各半两　大黄制，半两　芦荟三钱　木香一钱

一方有黄芩、柴胡各半两，无大黄、木香。

一方有甘草、柴胡、青皮，无当归、栀子。

---

[1] 扛气：延宝本同。《苍生司命·卷五·胁痛证》作"杠起"。
[2] 扛：延宝本同。《苍生司命·卷五·胁痛证》作"杠"。
[3] 蹼（pǔ普）：用同"扑"。

上为末，入麝香少许，粥糊丸，如菉豆大，每服五十丸，姜汤下。

谨按：用芦荟、大黄、山栀、黄连、胆草以泄肝火，夫肝乃血之藏，肝火炽甚而血不无被伤，故加当归、川芎以理血，佐木香以行滞气。

抑青丸

泻肝火。

黄连半斤

上为末，蒸饼糊丸服。

小柴胡汤

治肝胆有馀之气胁痛。

二陈汤

治痰注胁痛。

四物汤

治血虚胁痛。

桃仁承气汤

治瘀血胁痛。

背痛症

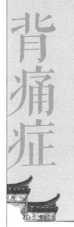

《经》曰：背者，胸之府，背曲肩垂[①]，府将坏矣。是知背廼太阳膀胱经所主，夹背四脉直下，其位高，其气清。凡病犯背者，咸称重病，若发背，若对口疮，若肩背大痛，轻者可救，重者难治。除外科所属者姑置勿论。而背痛之症亦有五焉。按：《经》云：诸阳受气于胸中而转行于背，若三阳之火盛而潜行于背，则背大痛难忍。始发者即以当归拈痛合蓣子降气加减用之，则升清降浊而火可散，湿亦流矣。如病积日久，气血日衰，邪著不出，恒见其危者众矣。又有寒气积于胸中而为心痛彻背，背痛彻心，仲景用乌头赤石脂丸以温散之，所谓温中散表，皆不远热是也。又有痰涎流易[②]在背，或隐隐酸疼，或一点揪痛，或上下左右更换而痛，盖气滞则痰亦滞，气行则痰亦行，故湿痰宜燥，结痰宜润，皆以顺气为先，气顺痰行，痛自息矣。又有肾气不循故道，逆而上行，脏病必伤于腑，背重而痛，如有所负而然，必用滋肾丸，或四物加知、栢、杜仲、牛膝以壮水之主，水足则又循故道，而病痊矣。又有病后虚损，元气不充以入之；又有汗多

----

① 垂：延宝本同。《素问·脉要精微论》作"随"。
② 易：延宝本同。《苍生司命·卷五·背痛证》作"滞"。

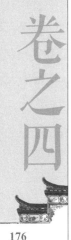

亡阳，汗过多则心液损耗，阳气不足，故致痛也。二者皆当温补，不可用疎刷①之药，愈疎刷②则愈痛，此理最微，不可不慎。

治背痛方
东垣当归拈痛汤

治中气亏败，湿热乘之，肩背沉重，肢节腰胁疼痛，胸膈虚满不和，法当益中气，散风湿。

人参二钱　白术一钱　葛根八分　炙草五分　苍术七分　升麻七分　防风一钱　羌活七分　苦参七分　茵陈一钱　知母一钱　黄芩八分　猪苓七分　泽泻一钱　当归一钱　茯苓一钱

水煎，温服。

谨按：用黄柏以补肾散湿清热，人参、白术、炙草补中气，葛根、苍术发表，助防风、羌活散风，升麻、苦参、黄芩、茵陈、知母等清热，当归理血，猪苓、泽泻、茯苓渗湿。

滋肾丸
六味地黄丸　二方

治肾气不循故道，逆而上行，脏病必伤于腑，背重而痛。

---

① 疎刷：延宝本同。《苍生司命·卷五·背痛证》作"疏利"。
② 疎刷：延宝本同。《苍生司命·卷五·背痛证》作"疏"。

二陈汤

治痰涎流易在背，或隐隐酸疼，或一点揪痛，或上或下，更换而痛。

四物汤[①]

---

① 四物汤：底本方下无内容，延宝本同。

诸气症

《内经》曰：百病皆生于气。是气也，在外则卫护皮毛，充实腠理，在内则导引血脉，调和阴阳，周流一身，运行不息，源出中焦，揔①统于肺。曷常病于人也？惟夫七情之交攻，五志之间发，于是为冷气、滞气、逆气、上气之诸症作焉。其原皆由肺受火邪，气得上升之化，有升无降。河间所谓"五志过极即为火"，丹溪所谓"气有馀便是火"也。治之之法当分有馀、不足治之。有馀者，邪气有馀也，宜行之；不足者，正气不足也，宜补之。冷气宜温之，必明知身受寒气，口食寒物，方作冷治。如病人自觉冷气从下而上，此上升之气自肝而出，中挟相火，自下而上，其热为甚，洒火极似水，阳亢阴微，非真冷也。气滞宜开之，气上宜降之，气在胸臆为痞满、刺痛、伏梁等证，二陈加黄连、枳实、桔梗、人生仁②、木香。气在下焦为奔豚、七疝等证，二陈加桃仁、山查、橘核、茴香、川楝、荔核。气在两胁，攻筑作痛，二陈加青皮、白芍、柴胡、胆草。气在中焦为痞满胀急，二陈加木香、槟榔、厚朴、枳壳，或平胃散，以平其敦阜③之气。

---

① 揔：同"总"。下同。
② 人生仁：延宝本同。《苍生司命·卷六·诸气证》作"瓜蒌仁"。
③ 敦阜：土，代指脾胃。

惟娠人胎前产后一切气疾，但用四物汤为主，加疎利行气药。大抵男子属阳，得气易散，是以男子之气病常少，治宜调气以养血；女人属阴，遇气多欝，故女子之气病常多，治宜调血以和其气，此治气之大旨也。又按：人身有七气，宗气、荣气、卫气、中气、元气、精神冲和之气、上升之气。惟宗气尤为一身之主，起自气海下一寸二分，上[1]出于胃，输散于五脏六腑。若宗气不虚，虽危不死，凡病人危笃之甚而喘息奔急者，是宗气将绝，有出而无入也。

治诸气方

苏子降气饮

治气不升阳，痰涎壅塞，气满气痛等症，治宜行气血，豁痰涎。

蘇子七分　厚朴一钱　陈皮二钱　生姜三片　前胡一钱　半夏一钱　归尾二钱　枣子三枚　肉桂七分　甘草五分

水煎，温服。

谨按：用蘇子、厚朴、陈皮、生姜利滞气，前胡、半夏豁痰涎，归尾活血，肉桂温中通血衇[2]，甘草、大枣补中健脾。

三因七气汤

治喜怒悲思忧恐惊之气结成痰涎，状如破絮，或如梅核

---

① 上：原作"土"，据延宝本改。
② 衇：同"脉"，脉搏，脉息。

在咽喉之间，咯不出，嚥①不下，此七情所为也，或中脘痞满，气不舒快，或痰涎壅盛，上气喘急，或因痰饮中节，呕逆恶心，并宜服之。

半夏五两　茯苓四两　厚朴二两　紫苏二两

上㕮咀，每服四钱，水一盏半，生姜七片，枣子一枚，煎至八分服。

治气六和汤

治亡血后七情所伤，或妇人产后、月信后着气。

当归　川芎　芍药　地黄各二钱　木香五分　槟榔一钱

上以水二钟，煎八分，食远温服。

谨按：四物以补血，槟榔、木香以导气。

木香枳术丸

破滞气，消饮食，开胃进食。

木香一两　枳实炒，一两　白术二两

上为细末，荷叶烧饭为丸，如梧子大，每服五十丸，温水送下。

木香槟榔丸

治因气胸膈痞塞，腹胁胀满。

苏合香丸

治卒暴心痛，小儿惊搐，大人中风中气。

---

① 嚥：同"咽"。下同。

二陈汤

治两胁作痛，痞满胀急，伏梁、奔豚、七疝。

四君子汤

治一切气虚。

四物汤

治妇人胎前产后一切气病。

补中益气汤

治饮食劳倦致伤元气。

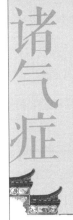

疝气

疝有七症，寒、水、筋、血、气、狐、癫。专主肝经，与肾经无干。子和七疝辨之详悉，但一例施以攻下之法，其言非是。古方自《素问》而下，皆以为寒，以寒主收引，经络得寒则收[1]而不行，所以作痛。东垣、丹溪独断，以为湿热在经，蓄而至久，又外得寒气外束，不得疎散，是以作痛。此发前人所未发，故治法宜驱逐本经之湿热，消导下焦之瘀血，而以寒因热用之法立方处治。其湿热又当分多寡而治，湿则肿多，癫疝是也。又有因痰饮食积，死血蓄结为痛，及因水气作肿者，亦有挟虚而发者，其脉沉紧而豁大无力是也，当以参术为主，佐以疎导药。大要宜乎疎郁散寒为主，如茴香、橘核、栀子、乌附之类，不可偏任大热之药及补药。

七疝见症

愚按：子和曰：寒疝者，囊冷，结硬如石，阴茎不举，或控睾丸而痛。得之于坐卧湿地，或寒月涉水，或值雨雪，或坐卧砖石或风冷处，使内过[2]房，久而无子，宜用温剂

---

① 收：原作"引"，延宝本同。据《苍生司命·卷六·疝气证》改。
② 过：延宝本同。《苍生司命·卷六·七疝见症》作"行"。

下之①。

水疝者，肾囊肿痛，阴汗时出，或囊肿状如水晶，或囊痒而搔出黄水，或小腹按之作水声。得之于饮水醉酒使内，劳汗出，而遇风寒湿之气，聚于囊中，故水冷令人为水疝，空②当逐水之剂下之。

筋疝者，阴茎肿胀，或溃而为脓，里急筋宿，或茎中作痛，痛极则痒，或挺纵不收，或出白物如精，随溲而下。得之于房室劳伤，及邪术所使，宜降心火之剂下之③。

血疝者，状如黄瓜，在小腹两傍，横骨两端约纹中，俗名便痈，得之重感春夏大燠，劳于使内，气血流溢，渗入胖囊，留而不去，结成痈肿，脓少血多，宜用和血之剂下之④。

气疝者，其状上连肾腧，下及阴囊，多于号泣忿怒则气鬱而胀，号泣怒罢即气散者是也，宜用散气之剂下之⑤。或小儿亦有此疾，俗名偏坠，得之于父已年老，或少年多病，阴痿精怯，强力入房，因而有子，禀胎病也。此证难治。

狐疝者，状如仰瓦，卧则入小腹，行立则出腹入囊中⑥，如狐昼出穴而溺，夜入穴而不溺。此疝出入往来上下，正如

① 下之：延宝本同。《苍生司命·卷六·七疝见症》无此二字。疑涉下"逐水之剂下之"而衍。
② 空：延宝本同。《苍生司命·卷六·七疝见症》作"宜"。当从。
③ 之剂下之：延宝本同。《苍生司命·卷六·七疝见症》无此四字。
④ 下之：延宝本同。《苍生司命·卷六·七疝见症》无此二字。疑衍。
⑤ 下之：延宝本同。《苍生司命·卷六·七疝见症》无此二字。
⑥ 行立则出腹入囊中：延宝本同。《苍生司命·卷六·七疝见症》作"行立则出，复入囊中"。

狐相类也，亦与气疝大同小异，宜用逐气流经之剂下之①。

癫疝者，其状阴囊大如升斗，不痒不痛是也。得之于地气卑湿，故江淮之间多有之，宜用去湿之剂下之①。女人阴户凸出，虽亦此类，遇热则不禁故也，不可便认为虚寒而温之补之，本名曰瘄，宜以苦药下之，以苦坚。

凡七疝之症，用热药治之，须以寒凉之剂监佐，不然，久则必生变症。大抵宜以二陈汤加枳实、橘核、山查、茴香、姜汁之类为主，以减其攻下之法，愚故未敢试而行之，以俟识者再论，学者宜致思焉。

治疝气方
正宗桃仁散
治食积瘀血，湿热下流，瓒而为疝，法当驱瘀血、导积为本，清湿热、疎瓒为标。

桃仁　山查　枳实　吴萸　栀子　等分，为末，顺流水煎生姜汤，调三五钱服。

谨按：用桃仁行瘀血，山查导食积，枳实、吴茱萸以散瓒结，栀子清湿热。

橘核散
治一切疝症。盖疝症由瓒热为寒气所束，法当疎瓒散寒。

橘核一钱五分　桃仁十五箇　栀子一钱　川芎细切，炒　吴茱

① 下之：延宝本同。《苍生司命·卷六·七疝见症》无此二字。

萸各五分　川乌五分（一本有柴胡、牡丹皮）

上为末，每空心用姜汤调下三五钱，水煎服亦可。

谨按：用橘核之辛辅栀子之寒以疎欎热，吴茱萸、川乌以散寒滞，寒束则血泣[1]，故加桃仁以行泣血。

又方

治疝痛。

山查炒，四两　橘核炒　山栀炒，各二两　柴胡　牡丹皮　桃仁炒，各一两　吴茱萸炒，半两　八角茴香炒，一两

上为末，酒糊丸梧子大，每服五十丸，空心盐汤下。

又[2]方

治诸疝，定痛速劲。

枳寔十五片，一作橘核　山栀炒　山查炒　吴茱萸炒，或等分　湿胜加荔枝核炮

上为末，酒糊丸服。或为末，生姜水煎服，或长流水调下一钱，空心服。

五苓散加茴香

治肥人肿疝作痛，发热恶寒。

二陈汤

治湿痰流泣作疝。

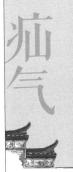

185

①　泣：通"涩"。下同。
②　又：原作"人"，据延宝本改。

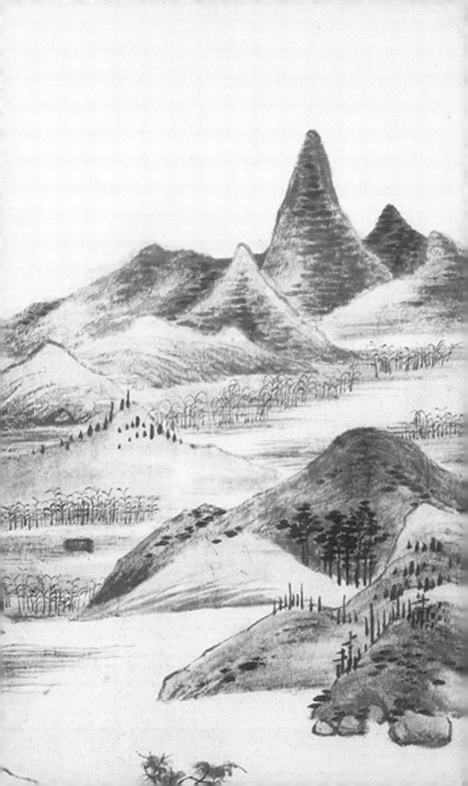

房劳辛苦之人，蓝庭重病也。大法表里传经与伤寒相似，但伤寒毒自内出，此为异耳。师云：见瘟疫，先看病者两目，露血丝，以验热重症，舌苔黄白厚紧，以验里热浅深，分别表里经络，次为精液，若小便不利而发热者必发黄，则是精液郁结，又以硬诊助心火，若小便自利，则是畜血之症，宜下瘀血。此法有寒亦然，初得病一二日，有表证，自冬至春分前，宜桂枝汤。自春分至夏至，天气已变温热，宜井花萬根汤，紫胡去参合四苓散或香薷九，小此症虽游溶泻者，初得一二日，见大阳症便，即便是热症，若热症在阳明者，宜承气汤下之。若有宿结，宜用大柴胡去参汤去枳实，若便不利向发热者，则是畜血。宜用桃仁承气汤去枳实，又以硬诊，紫胡去参汤去枳实，又渴引饮，宜白虎汤。三黄石膏汤加减之。

此法有表证，初得病一二日，有表证。自冬至春分前宜。凡病起者，皆不可废也。用活，再随经施治，此要法也。自汗太甚者亦宜补，不见瘟疫有气虚血虚，初看未知渴引饮者亦宜补。见症或喜香热或香连九小

去人参败毒散加减治之。五七日不解，宜承气汤下之。若在里者宜大承气汤。大便结而渴血，宜用小柴胡去枳实，宜加味白虎汤。若渴血，见瘟疫有气虚血虚，初看未知渴引饮者亦宜补。见症或喜香热或香连九小

柴胡去参汤，初得病一二日，天气已变温热，宜井花萬根汤，紫胡去参合四苓散。阳明症便游溶泻者，多在两汗前后出，治法大不宜药速，逐则过其病，所谓上

切忌发汗解表。发狂谵语，大便闭而渴，宜加味白虎汤。见瘟疫有气虚血虚，初看未知渴引饮者亦宜补。

故知此三法者，皆不可废也。用活，再随经施治，此要法也。

丹溪曰：且先补而后解之，看邪在何经，随病加减，此是法也。

夫头面肿盛，目不可开，乃湿热在高巅之上，用活，酒芩、酒大黄，随病加减，切

阳明邪盛太甚，资实相火少阴而为之也，湿热为肿，所谓

盛为病者，多在两汗前后出，治法大不宜药速，逐则过其病，所谓上

而表病，与邪出于耳门矣。

大抵少阳病出于阳，见症发斑有四，有热病身冷脉，又名阳毒斑，身冷肩背。

斑如锦纹，点大而色赤者，此外证也，有伤寒，色虽微发斑，若作

热病治之，生死反掌，此阳中之阴，斑也，此类虚微斑，宜调中温胃稍兼解散。一身之火游行于外，

但现颜红，此症尤虚，此非古云：发斑万不得，当出而随渡，又随出者，属少阴阳火也，谓

斑渗外症，恶由中出，或不出者，卷发颜红，肿于外者，属少阳三焦相火也，谓羌活、荆芥、

火游，盛于皮肤之中，凡显斑而自现青，身冷肩背。斑首尾俱不可下，秘则微疏之，

状：予曰：胃实则斑，小儿斑疹并出也。班首尾俱不可下。卫气虚则热蒸，

入少阳助相火而成斑。故胃热失下则胃气薫蒸，

则经之火亦息，斑疹二症自随泯矣。何肯驰之有？

或又云：斑疹首尾忌下，今欲下二

卷之五

脚气

　　《内经》曰：伤于湿者，下先受之。盖脾主四肢，足居于下而多受其湿，湿郁成热，湿热相搏，其病多矣。然有因外而得者，有自内而生者，其为热之病则一见证。恶寒发热，状若伤寒，但足胫红肿，筋挛掣痛，举步艰难，此为别耳。轻者止于足痛，重者由足痛入阴器，抵少腹，历胁肋，上头。又重者，则脚气冲心，误治立死。治法：以防己饮为主方，两臂痛加威灵仙，两胁痛加龙胆草，风加川萆薢，湿加木瓜、薏苡，食积流注加山查、神曲、麦芽；足气冲心，防己饮合四物汤或东垣健步丸。外有足跟痛属肾虚，又非脚气论之，防己饮内加犀角、生地，以心火下流，与湿热相搏，故用之耳。治脚气通用当归拈痛汤、独活寄生汤，忌用补气药及淋洗。脚气自外而得者，山岚卑湿涉水，骤雨及湿热之地，咸有湿热寓焉。凡受湿者，足先受之，湿郁为热，故发动而为痛。自内而生者，瓜菓、茶水、酒浆、油面及煎炙之物，有湿有热，先入于胃，上输于脾，脾流湿热，直行于足，以脾脉主四肢也。故肿为湿，痛为火[1]，不易之论也。以上议论系

----

① 火：延宝本与《方症会要》清刻本皆同。《苍生司命·卷六·脚气证》作"热"。义胜

脚气之原，不可不知。大抵病因有内外之殊，而治法无表里之异耳。

治脚气方

防己饮

治脚气憎寒壮热。

白术　木通　防己　槟榔　川芎　甘草梢　犀角　苍术_{盐炒}　黄柏　生苄各酒炒[①]

水煎温服，大便实加桃仁，小便涩加杜牛膝，有热加芩、连，大热及时令热加石膏，有痰加竹沥、姜汁。如常肿者，专主乎湿热。

谨按：用白术、苍术、木通、防己等理湿，犀角、甘草梢、黄柏、生苄等清热，佐槟榔行气，川芎道[②]血。

健步丸

治寒湿凝血不舒，欝久腐热而成脚气，法当散寒导湿为本，疎欝清血为标。

官桂　吴萸　苍术　归尾　牛膝　大腹子　陈皮　生地条芩　白芍[③]

共为末，以汤浸蒸饼丸如梧子大，每空心用白术、木通煎汤送下一百丸。

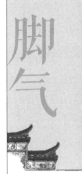

---

① 白术至生苄：原方各药无剂量。
② 道（dǎo 导）：先导，引导。
③ 官桂至白芍：原方各药无剂量。

谨按：用官桂、吴萸助苍术以散寒湿，归尾、牛膝以活凝血，大腹子、陈皮以疏罶滞，生地、条芩、白芍以清腐血。

当归拈痛汤

治湿热为病，肢节烦疼，肩背沉重，胸膈不利，遍身疼痛，下疰于足，胫痛不可忍。

败毒散

治足三阳经受热，毒气流注，脚踝止燉赤肿痛，寒热如疟，自汗恶风，或无汗恶寒。

香薷散

治风湿脚痛，疏通气道加槟榔、木瓜，名槟薷散。

五积散

治寒湿流注，两脚酸疼，有兼痰气者用之犹宜，内加木瓜。

独活寄生汤

治肾气虚弱，为风湿所乘，流注腰膝，或挛拳掣痛，不得屈伸，或缓弱冷痹，行步无力。

金匮八味丸

治足少阴经脚气入腹，腹胀疼痛，上气喘急，肾经虚寒所致也，此证最急，以肾乘心，水尅火，死不旋踵。

四物汤

治脚气冲心。

二陈汤

治湿痰流注脚气。

痛风症

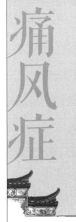

　　夫痛风者，通身骨节走痛是也。其症因血受热，已自沸腾，或加之涉冷、受湿、取凉，热血得寒，污浊凝滞不得运行，所以作痛。夜痛甚者，行于阴也，治以辛温，监①以辛凉，流②散寒湿，开通郁结，使血行气通，更节厚味，自愈矣。其肢节大痛如虎咬，昼静夜剧，古名白虎历节风。肢节肿痛，痛属火，肿属湿，兼受风寒而发动于经络之中，湿热流注于肢节之间，而无已也。若痛有常处，赤肿灼热，此欲成风毒，宜败毒散主之。治痛风大要当分新久。新痛多属寒，宜辛温药；久痛多属热，宜清凉药。河间谓"暴病非热，久病非寒"是也。丹溪曰痛风有风热，有湿痰，有风湿，有血虚，有气虚，统宜流③湿舒风，导痰行气，导瘀血，补新血，降阳升阴，治有先后。大法：风热，加减小续命、小柴胡、九味羌活等汤。风湿，苍术、白术兼行气药。痰宜二④陈加南星、酒芩、竹沥。血虚倍芎、归、芍药，伍以桃⑤仁、红花。气虚人参益气、补中益气。头目痛加川芎、细辛、白芷。肩

---

① 监：延宝本同。《苍生司命·卷六·脚气证》作"兼"。
② 流：延宝本同。《苍生司命·卷六·脚气证》作"疏"。
③ 流：延宝本同。《苍生司命·卷六·脚气证》作"散"。
④ 二：原作"仁"，延宝本亦作"仁"。据理及《苍生司命·卷六·脚气证》改。
⑤ 桃：原作"兆"，延宝本同，据《苍生司命·卷六·脚气论》改。

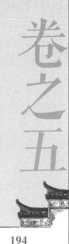
背痛加桔梗、防风、独活①。手臂痛加灵仙、薄桂。薄桂味淡，能横行手臂，引南星、苍术等药至痛处。腰以下痛加槟榔、汉防己、黄栢、苍术、独活、木通。足痛加木瓜、寄生、川萆薢、牛膝、薏苡。筋脉急痛加奉艽、红花。通用独活寄生汤、丹溪肿痛方、大羌活汤、定痛丸。药味通用苍术、南星、川芎、白芷、酒芩。学者宜各推类，不可执一。

治痛风方

东垣大羌活汤

治风湿相抟②，肢节疼痛，法当疎③风胜湿。

羌活一钱　升麻七分　威灵仙　独活各八④分　苍术一钱
白术一钱　茯苓一钱　防己一分　泽泻一钱　川归二钱

水二钟，煎一钟服。

谨按：用羌活、升麻、威灵仙、独活等以疎风，苍术、白术、茯苓、防己、泽泻等以治风，川归分理气血，各归其所。

丹溪主上中下通用痛风方

治痛风之套剂。

南星姜制　苍术泔浸　黄栢酒炒，各二两　川芎一两　白芷半

---

① 独活：延宝本同。《苍生司命·卷六·脚气证》作"羌活"。
② 抟：聚集。
③ 疎：原作"㷇"，据上下文义改。
④ 八：延宝本作"六"。

两　神曲炒，一两　桃仁半两　威灵仙酒拌，三钱　羌活三钱，走骨节　防己半两　桂枝三钱　红花酒洗，钱半　草龙胆半钱

上为末，面糊丸梧子大，每服一百丸，空心白汤下。

臂痛方

苍术一钱半　半夏　南星　白术　酒芩炒　香附各一两　陈皮　茯苓各半钱　威灵仙三钱　甘草少许

别本加羌活一钱。

上㕮咀，作一服，入生姜二三片，水煎服。

二妙散

治筋骨疼痛因湿热者，有气虚者加补气药，血虚者加补血药，痛甚者加生姜汁，热辣服之。

黄柏炒　苍术米泔浸，炒

上二味，共等分为末，沸汤入姜汁调服。

谨按：苍术燥湿，黄柏胜湿，二物皆有雄壮之气，此简易之方也。

又方

治酒湿痰痛风。

黄柏酒炒　威灵仙酒炒，各五钱　苍术三钱　羌活三钱　甘草三钱　陈皮一钱　芍药一钱

上为末，每服一钱或二钱，沸汤入姜汁调下。

小续命汤

治风热痛风。

败毒散

治痛有常处，赤肿灼热，欲成风毒。

独活寄生汤

治肝肾虚弱，感冒风湿，遍身走痛。

四君子汤

治气虚痛风。

四物汤

治血虚痛风。

二陈汤

治湿痰流注经络以致痛风。

痿症

《内经》曰：肺热叶焦，五脏因而受之，发为痿躄。又谓：治痿独取阳明。盖阳明为五脏六腑之海，主润宗筋，能束骨而利机关也。冲脉者，经脉之海，主渗灌谿谷，与阳明合于宗筋而会于气冲，皆属于带脉，而络于督脉。故阳明虚则宗筋弛纵，带脉下引，足痿不用也。丹溪曰：肺金体燥，居上而主气，畏火者也。脾土性湿，居中而主四肢，畏木者也。火性炎上，则水失所养，火寡于畏而侮所胜，肺得火邪而热矣。木性刚急，肺受邪热则金失所养，木寡于畏而侮所胜，脾得木邪而伤矣。夫肺热则不能管摄乎一身，脾伤则四肢不能为用，而诸痿作矣。故治法宜泻南方火，则肺金清而东方不实，何脾伤之有？补北方水，则心火降而西方不虚，何肺热之有？由是阳明寔则宗筋润，自能束骨而利机关也。治痿之法无出于此。然痿症有气虚、血虚、脾虚、肾虚、湿热、湿痰之不一。气虚四君子、补中益气；血虚四物加人乳、苍术、黄柏；肾虚知、柏、牛膝、杜仲、熟地、大造丸、虎潜丸；脾虚四君子、六君子、参苓白术散、启脾丸；湿热加减健步丸、清燥汤入牛膝、芩、芍；湿痰二陈加二术，片芩、南星、竹沥、酒柏，亦有死血者，有食积妨碍升降者，宜四

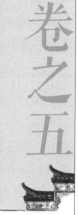

物合二陈加炄仁、红花、黄柏、苍术^①。病痿切宜断厚味，绝酒色，违者难效。

治痿症方

东垣健步丸

治湿热成痿，膝中无力，屈伸不得，腰背腿脚沉重，行步艰难。

防己_{酒洗，一两} 羌活 柴胡 滑石 甘草_炙 瓜蒌根_{酒洗，各半两} 泽泻 防风_{各三钱} 苦参_{酒洗} 川乌_{各五钱} 肉桂_{二钱}

上为末，酒糊为丸，如梧桐子大，每服七十丸，葱白煎愈风汤下。

谨按：《经》云风能胜湿，用防己、羌活、川乌、防风等诸风药以散湿，滑石、泽泻利小便以渗湿，瓜蒌、苦参、柴胡等诸苦寒以清热，肉桂通血脉，甘草和药。

虎龟丸

治两足痿弱耎^②痛，或如火焙，从足踝下上冲，尽由湿热佛欝以致阴火上腾，法当清湿热，泄阴火为主。

苍术_{三两} 防己_{四两} 黄柏_{二两} 龟板_{二两} 归梢_{二两} 虎胫骨_{一两} 牛膝_{两半}

---

① 苍术：延宝本同。《苍生司命·卷六·痿证》作"神曲"。
② 耎：原作"耍"，延宝本同。据文义改。耎：同"软"。

为末，糊丸，每食后以盐姜汤下五七十丸或一百丸。一本加附子五钱。

谨按：用防己、苍术以理湿，黄柏、龟板益阴以退火，归尾行血，虎胫骨、牛膝壮筋骨。

四君子汤

治阳明虚，宗筋失养，不能束骨而利机关，令人手足疾弱。

四物汤

治血虚成疾。

二陈汤

治挟湿痰成痰[1]。

补阴丸

治阴虚成痰[2]。

六味地黄丸加黄柏、知母

治肾气热则腰脊不举，骨枯而髓减，发为骨疾。

八味丸

治入房太甚，宗筋纵弛，发为阴痿。

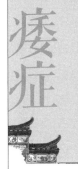

---

[1] 痰：当作"疾"，疑涉前"痰"字而误。
[2] 痰：同上。

麻木症

　　河间曰：留着不去，四肢麻木拘挛也。又谓麻木不尽属虚，譬之久坐则麻痹不仁，乃前气未行，后气复冲，鬱热相搏故耳。其症多气滞、风热所为。治宜活血疎风，清热顺气。《内经》谓麻木为不痛不仁，以病久入深，荣卫之行涩，经络时疎，故不痛，皮肤不荣，故为不仁。不仁之证或周身，或四肢，唧唧然痛痒，如绳扎缚初解之状，古言为麻痹是也。麻有五症，有寒湿，有气虚，有血液枯涩，有火，有痰；木症有三，有湿痰，有死血，有寒湿。丹溪曰：麻是气虚，木属湿痰、死血，十指麻木亦是胃中有湿痰、死血。斯论确矣。然亦有气血俱虚，但麻而不木者；亦有虚而感湿，麻木兼作者；又有阴虚而风寒湿三气乘之，致周身裂痛，麻木兼作者。治宜先汗散而后补也，当各推类治之。大法：气虚，人参益气汤、天麻黄芪汤；湿痰，二陈加胆星、苍白术；十指麻木，用薄桂少许引经；死血，四物汤加桃仁、红花，入引经药。师云：按麻木之症，东垣云麻是气不行，丹溪云麻是气虚，木是湿痰、死血。此自病言之也，若曾服过参、芪而生燥热，则血液衰少而荣卫涩，不能滑泽，后气一充则成麻矣。治宜活血养液，清热润燥，则麻木止。故河间之论常闻。师又云：丹溪以麻属气虚，木属湿痰、死血，是固然矣。

治麻木方

人参益气汤

治气虚手足麻木，四肢倦怠，法当补益肺气为本。

五味七分　人参五分　黄芪二钱　炙草五分　白芍七分　生草七分　升麻七分　柴胡七分

水二钟，煎一钟服。

谨按：用北五味滋肺以助元气，人参、黄芪、炙草等补气，芍药引生草泄肺火，升麻、柴胡升引生发之气。

防风汤

风寒湿三气合为痹，风气胜者行痹，上下左右无留随所至作，防风汤主之。治行痹行走无定。

防风　甘草　当归　赤茯苓去皮　杏仁去皮炒热　黄芩秦艽　葛根各二钱　麻黄一钱，去节　桂一钱

上为末，每服五钱，酒水各一盏，枣三枚，姜五片，煎至一盏，温服。

茯苓汤[①]

四君子汤

四物汤

二陈汤

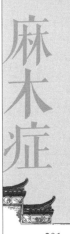

[①] 茯苓汤：茯苓汤至二陈汤，此四方底本文后无内容。延宝本同。

目病

东垣曰：按《内经》云，五脏六腑之精气皆上注于目而为之睛。脾之精为眼窠，肾之精为瞳子，心之精为目窠之捴络，肝之精为黑眼，肺之精为白眼，肠胃[1]之精为约束，裹撷筋骨血气之精，而与脉并[2]而为系，上属于脑，后出于项。是故瞳子、黑眼法于阴，白眼、赤脉法于阳。然脏腑十二筋脉，三百六十五络，其血气又皆禀受于脾土而上贯于目以为明。故目者心之使，心者神之舍也，苟精神烦乱则视岐[3]，视一物而为两。脾虚则五脏之精气皆失所司，不能归明于目。由此观之，医目者若不兼理脾胃及养血安神，是乃治标不治本也。

河间曰：在腑则为表，当除风散热；在脏则为里，宜养血安神。如暴失明，昏涩，翳膜，眵泪，班入眼，皆风热，属表也，宜表散以去之。如昏弱不欲视物，内障见黑花，瞳子散大，皆里也，属血少劳神，肾宜也，宜养血安神补水以调之。又瞳子散大皆辛热所为，当除风热，凉血益血，以收耗散之气。芩、连苦[4]寒，除邪气之盛为君，归身、生地凉血养血

---

① 肠胃：延宝本同。《苍生司命·卷六·目病证》作"肌肉"。
② 并：聚，集。
③ 岐：同"歧"。
④ 苦：原作"若"，据延宝本及医理改。

为臣，五味酸寒体浮，收瞳子散大，地骨、天、麦泻热补气，或用滋阴地黄丸最妙。丹溪曰：目病，属风热、血少、劳神、肾虚。又云：目能远视，不能近视者，肾水亏欠也，六味地黄丸主之；目能近视，不能远视者，心血不足也，定志丸[①]主之。瘦人目病，乃是血少兼热，须用养血药，少加风药。三公议论精确，并宜参究。

师云：目病，虽有风热、血虚、脾虚、肾虚、肝木旺之不同，大法眼暴赤肿及翳泪班膜，率用羌活、防风、柴胡、荆芥穗、白芷、菊花、升麻、炒芩、连、山栀、玄参、石膏、赤芍、连翘、胆草、桔梗、甘草、生地、归身，加减量服。凡目久痛，或内障昏暗，须用熟地、当归、白芍、五味、枸杞、知母、黄柏、茯神、远志、丹皮、山药、白术，少加菊花、防风、荆芥穗、柴胡、芩、连、生甘草为佐使。

治目病方

洗肝散

治风毒攻上，暴作赤目肿痛，瘾涩多泪。

薄荷　当归　羌活　防风　川芎　甘草　大黄各一两

上为末，每服三钱，食后热水调下。

四物龙胆汤

治目赤暴发，作云翳，疼痛不可忍者。

---

① 定志丸：延宝本同。《苍生司命·卷六·目病证》作"定志丸加茯苓"。

当归　川芎　芍药　地黄_{各五钱}　羌活_{一钱}　草龙胆_{二钱}
防风_{三钱}　防己_{二钱}

上㕮咀，每服八钱，水一钟半，煎八分，食后通口服。

菊花散

治肝生风毒，眼目赤肿，昏暗羞明，多泪涩痛。

菊花_{去梗，六钱}　羌活_{去芦}　白蒺藜_{炒，去尖}　木贼_{去节，各二两}　蝉脱_{去头、足、翅，三两}

上为末，每服二钱，食后茶清调下。

东垣熟地黄丸

治血少神劳，肾虚眼目昏黑。

熟地黄_{一两}　生地黄_{一两五钱}　柴胡_{八钱}　天门冬　甘草_炙
枳壳　地骨皮　黄连　五味子_{各三钱}　人参_{二钱}　当归身_{酒浸，焙干}　黄芩_{各五钱}

上为末，炼蜜丸如菉豆大，每服百丸，茶清下。

谨按：用熟地黄、天冬、北五味益真阴，兼助人参、当归、生地养血，芩、连、地骨皮、柴胡清热，佐以枳壳疏壅滞，生甘草泻火。

羊肝丸

治肝经有热，目赤睛疼，视物昏涩。

羊肝_{一具，生用}　黄连_{去须，另研为末}

上先将羊肝去筋膜，入沙盆内捣烂，入黄连末杵，和丸如梧子大，每服五十丸，熟水送下，《和济方①》用白羊子肝。

谨按：用羊肝以益肝血，黄连清热。

神効七宝膏

治暴发眼热，壅有翳膜者。

蕤②仁去油心膜，五钱　白硼砂二钱　片脑一钱　朱砂一钱

上为末，用蜜调成膏，点眼。

谨按：《经》云辛以散之，用蕤仁、白硼砂、朱砂、片脑诸辛凉之类以散风热。

六味地黄丸

治肾水亏欠，目能远视，不能近视。

定志丸

治心气不足，不能近视，又能远视。

四物汤

治血虚火盛，以致目痛。

八物汤

治气血两虚，以致目病。

补中益气汤

治中气虚弱，以致目患。

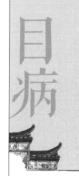

---

① 和济方：太平惠民和剂局方。

② 蕤（ruí绥）：音义同"蕤"。原指草木花实下垂貌。此指白桵，因其花实蕤蕤下垂，后人作"蕤"。

耳病

《内经》曰：耳为肾之外候。又曰：肾通窍于耳。盖耳之所主者精，精气调和，肾气充足则耳闻而聪。若劳伤气血，风热袭虚，使精脱肾惫，则耳转^①而聋。是故有气虚耳聋者，有上焦手少阳经热而耳聋者，有肾虚耳聋者，有气逆而耳聋者，有大病后肾水枯涸，阴火上炎，耳痒耳鸣，时闻如钟鼓之声者。治法：气虚补气，肾虚滋肾，热者开痰散风热，气逆者顺气，大病后阴虚火动者四物汤降火。统宜泻南方火，补北方水，无不安者。钱仲阳曰：肾有补而无泻。厥有旨哉。

愚按：丹溪云：耳聋皆属于热。诚哉斯言。然有左耳聋者，有右耳聋者，有左右耳俱聋者，不可不分经而治也。夫左耳聋者，少阳火也，龙会丸主之；右耳聋者，太阳之火也，六味地黄丸主之；左右耳俱聋者，阳明之火也，通圣散、滚痰丸主之。何以言之？有所忿怒过度则动少阳胆火从左起，故使左耳聋也；有所色欲过度则动太阳膀胱相火从右起，故使右耳聋也；有所醇酒厚味过度则动阳明胃火从中起，故使左右耳俱聋。盖左耳聋者，妇人多有之，以其多忿怒故也。右耳聋者，男子多有之，以其多色欲故也。左右耳俱聋者，

---

① 转：延宝本同。《苍生司命·卷六·耳病证》作"闭"。

膏粱之家多有之，以其多肥甘故也。总三者而论之，忿怒致耳聋者为多。丹溪云：厥阴、少阳火多，当用开痰散风热。其此之谓乎？

治耳病方
蔓荆子散

专治上热，耳出脓汁。

甘草炙　升麻　木通　赤芍药　甘菊　赤茯苓　桑白皮炒　麦门冬去心　生地黄　前胡　蔓荆子

上剉，各等分，每服三钱，加姜枣，水煎服。

东垣滋肾丸

治肾虚败，耳鸣耳聋，法当补肾元。

黄栢　知母　肉桂①

共为末，炼蜜丸，淡盐汤下。

谨按：用黄栢、知母、肉桂滋阴补肾。

丹溪渗湿散

治耳中脓水。

龙骨五钱　枯矾五钱　黄丹一两　麝香②五分　乌贼鱼骨五钱　胭脂五钱　赤小豆五钱

共为末，掺入耳中。

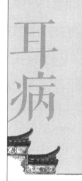

---

① 黄栢至肉桂：原方各药无剂量。
② 麝香：原作"射香"，据理改。下同。

　　谨按：用龙骨、枯矾、黄丹、乌贼鱼骨以渗湿，赤小豆、胭脂胚以收脓水，佐麝香以通关窍。

六味地黄丸

治阴虚火动耳聋。

内加知母、黄柏、菖蒲、远志。

四物汤加黄柏、知母

治大病后及阴虚火动耳聋。

和剂流气饮

治气闭耳聋。

凉膈散

治风热上攻耳聋。

通圣散

治风热上攻耳聋。

滚痰丸

治热痰湿痰耳聋。

神芎散

治湿热湿痰耳聋。

槟榔丸

治湿热湿痰耳聋。

龙会丸

治肝火上升耳聋。

鼻病

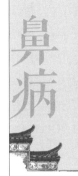

《内经》曰：西方白色入通于肺，开窍于鼻，又曰鼻者肺之外候。丹溪曰：肺之为脏，其位高，其体脆，性恶寒又恶热。是故好饮酒者始则伤于肺，肺脏蓄热，久则见于外，而为鼻齄准赤之候，得热则红，得寒则黑。盖面为阳中之阳，鼻居面之中，一身之血运到面鼻，皆为至清至精之血，多酒之人酒气薰蒸，面鼻得酒，血为极热，热血得冷，污浊凝结而不行，故色紫黑。治宜化滞血，生新血，四物加片芩、红花、茯苓、陈皮、甘草、生姜，煎，调五灵脂末服。气弱加黄芪。亦有不饮自赤者，肺风血热故也。此处又有鼻疮、鼻痔、鼻痈、齆鼻、塞肉①、鼻鼽②、鼻衄、鼻渊、鼻塞之不同。鼻疮、鼻痔、鼻痈皆肺热所致，日久不已，结成瘜肉，如枣塞滞鼻中，气塞不通，不闻香臭。丹溪曰：胃中有食积、热痰流注，故浊气凝结而生瘜肉也。用枯矾碾末，脂绵裹塞鼻中数日，自消。防风通圣散加三棱、山茱肉、海藻，并用酒浸炒米，每服一钱半③。鼻鼽者鼻流清水也，鼻衄者鼻流血也。《原病式》皆谓属少阴君火之病。鼻渊者浊涕流下

---

① 塞肉：延宝本同。《苍生司命·卷六·鼻证》作"息肉"。
② 鼽：原作"瓶"，延宝本同。据《苍生司命·卷六·鼻证》改。下同。
③ 防风通圣散至每服一钱半：延宝本同。《苍生司命·卷六·鼻证》无此二十四字。

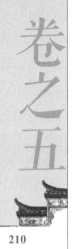
不止，如彼水泉。《内经》曰胆移热于脑，则为辛頞[1]鼻渊是也。通圣散加薄荷、黄连各二钱半。鼻塞者，丹溪曰：鼻为肺之窍，因心肺上病而不利也，有寒有热。寒邪伤于皮毛，气不利而壅塞，理宜表之，麻黄、桂枝之类；热拥清道，气不宣通，理宜清之，芩、连、枝[2]子之类。鼻之诸症，无出于此。

治鼻病方

苍耳散

治鼻流浊涕不止者，名曰鼻渊。

白芷一两　辛夷仁　苍耳子炒，各二钱五分　薄荷五钱

共为末，食后葱茶调汤下二钱。

谨按：此方四件，皆辛凉之品，辛可以驱风，凉可以散热，其气轻清，可使透于巅顶，巅顶气清，则朏[3]液自固，鼻渊可得而治矣。

宣明防风汤

治肺热浊涕流下，治宜清肺润肺为主。

黄芩三钱　麦冬一钱　人参二钱　甘草一钱　川芎八分　防风一钱

水煎，食后温服。

---

① 頞：原作"额"，延宝本同。据《素问·气厥论》改。
② 枝：原作"枚"，延宝本作"栀"。枝子，今统用"栀子"。
③ 朏（fěi 匪）：聚积貌。

谨按：用黄芩、麦冬清肺，人参润肺，甘草泻火，防风引领诸药，升于鼻分。

防风通圣散

治风热鼻症。

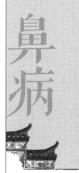

口病

《内经》曰：中央黄色入通于脾，开窍于口，藏精于脾。又曰：阴之五宫，本在五味，阴之五宫，伤在五味。是以肝①热则口酸，心热则口苦，脾热则口甘，肺热则口辛，肾热则口醎。有口淡者，知胃热也；外有谋虑不决，肝遗热于胆而口苦者；亦有脾胃气弱，木乘土位而口酸者；或膀胱遗热于小肠，膈肠不便，上为口糜生疮溃烂者；又伤寒狐惑之证，上唇生疮，虫食其脏，下唇生疮，虫食其肛者。口之为病，种种不同。治法：肝胆有实热，口酸而苦，小柴胡加甘草、胆草、青皮，甚者当归芦荟丸②。若谋虑不决，肝胆虚而口苦者，人参、远志、甘草、茯苓为君，柴胡、胆草为佐使，甚者钱氏地黄丸，此虚则补其母也。心热而口苦，口舌生疮，黄连泻心汤、凉膈散；脾热口甘，三黄丸、平胃散；肺热口辛，甘桔汤、泻白散、金沸草散；肾热③口咸，滋肾丸、大补阴丸、大补丸；胆热口苦，谋虑不决所致者，小柴胡加麦冬、枣仁、地骨皮、远志；膀胱遗热于小肠，上为口糜生疮溃烂者，柴胡地骨皮汤。狐惑见伤寒门。凡口疮服凉药不愈者，

① 肝：底本及延宝本均作"脾"。据医理改。
② 当归芦荟丸：延宝本同。《苍生司命·卷六·口病证》作"当归龙荟丸"。
③ 热：底本及延宝本均作"虚"。据理改。

遂中气不足，虚火泛上无制，用理中汤反治之而愈。盖人参、白术、甘草补土之虚，干姜散火之标，甚者加附子，或用官桂噙之亦妙。

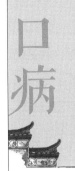

治口病方

兼金散

治口舌生疮

细辛　黄柏（一云黄连）各等分

共为末，先以布帛蘸水，揩净患处，掺药于上，涎出即愈。

谨按：用细辛之辛散热，黄柏之寒降火。

黑参丸

治口舌生疮久不愈。

黑参　天门冬　麦门冬各炒，一两

上为末，炼蜜丸如弹子大，每服一丸，绵裹，噙化嚥津。

增损如圣散

治上焦热壅，口舌生疮。

桔梗二两　甘草炙，一两半　防风半两　枳壳制，二钱半　黄芩一两

上为细末，每服三钱，水煎，食后服。

凉膈散

治上焦风火上炎，口舌生疮。

三黄丸

治脾热口甘。

小柴胡汤

治肝移热于胆，口舌生疮。

地黄丸

治阴虚火炎，口舌生疮。

理中汤

治中焦土虚，相火上炎，口舌生疮。

齿病

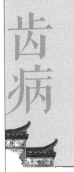

《内经》曰：百病之起，有生于本者，有生于标者。夫齿者，肾之标，骨之馀也。足阳明胃脉络①于齿上龈，手阳明大肠脉络于齿下龈。手阳明恶寒饮而喜热饮，足阳明恶热饮而喜寒饮。故其为痛，有恶寒、恶热之不同，有开口呷风则痛甚者，肠胃中有风邪；有开口臭秽不可近者，肠胃中有积热；又有痛而齿动摇者，又有痛而蚛侵蚀者，又有齿缝踈豁，饮食不便者。大抵齿龈宣露而动摇者，肾元虚也，治宜滋阴补肾为要，宜滋肾丸、滋阴大补丸之类。憎寒恶热而口臭秽者，胃气热也，治宜清胃泻火为良，宜清胃散、承气汤、防风通圣散之类。其所谓风邪蚛蚀之证，盖因热生风而风生蚛也。肠胃之火既平，更加擦牙诛蚛之药以治其标，无有不安者。学者详之。

治齿痛方

清胃汤

治胃中湿热牙痛。

---

① 脉络：底本及延宝本均作"络脉"。据《苍生司命·卷六·齿病证》及下文文义乙正。

升麻一钱半　黄连二钱　牡丹皮三钱　生地一钱　川归二钱
痛甚加石膏二钱

水煎服，或为末擦牙亦佳。

谨按：用升麻、黄连诸苦寒以清湿热，生地凉血，当归益阴，使阳不得独亢耳。

走马牙疳附药方

黄连一两　雄黄一钱　胆矾三分　冰片五厘

谨按：患牙疳蜃蚀，此方为末掺之，黄连之苦能坚厚肌肉，雄矾之悍能杀蜃虫，冰片之辛能利肌腠。

擦牙方

冰片一分　壁上硝一分，或火硝亦可　硼砂一分

三味为末，擦牙止痛。

调胃承气汤

治实热肿痛，加黄连。

凉膈散

治风热肿痛，大便秘结。

四物汤

治血虚牙痛。

滋阴补肾丸

治肾虚齿痛。

衄血、唾血、吐血、咯血、呕血、洣血症

《灵枢经》曰：上焦开发，宣五谷味，充肤泽毛，此之谓气。中焦取汁，变化而赤，此之谓血。是血也，洒水谷之精，和调五脏，洒陈六腑，化生于脾，捴统于心，纳于肝，宣布于肺，灌溉乎一身。故《内经》曰：目得血而能视，足得血而能步，掌得血而能握，指得血而能摄。又曰：心出血，肝纳血，肺出气，肾纳气。是人身之气与血本相附丽，并行不悖者也。惟夫暴喜伤心，则气缓而心不出血，故肝无所受，或暴怒伤肝，则气逆而肝不纳血，故血无所归。又或酒色过度，以致阴火沸腾，血从火起，故错经而妄[①]行，此衄血、唾血、吐血、呕血、洣血、咯血之证所由起也。丹溪曰：口鼻出血皆是阳盛阴虚，有升无降，血随气上[②]，越出上窍，法当补阴抑阳，气降则血归经。又曰：诸见血为热症，由君、相二火亢甚，煎迫而出诸窍也。《诸症辨疑》亦曰：人身之血赖气升降，气升则升，气降则降，气逆则逆，气和则和，气行则行，气止则止，气清则治，气浊则乱。是失血由于气热妄行，明矣。故凡血症，当辨其的出何经，亘加本

---

① 妄：同"妄"。下同。
② 上：底本及延宝本均作"止"。据《苍生司命·卷七·血证》改。

经清气之药。又用药不可单行单止，亦不可纯用寒凉，必加辛温升①药。如用凉药，必酒煮酒炒，遁寒因热用之法也。然证候种种不同，治宜随类求之。

衄血者，血出于鼻窍，以鼻通于脑，血上溢于脑，所以从鼻而出。甚则汩汩如泉涌不止，来自肺经或阳明胃腑。治以凉血行血为主，急用百草霜擂水涂鼻孔，及龙骨散吹入鼻中劫止之，仍服四生散、犀角地黄汤。酒芩、茜根、茅花、甘草、郁金、栀子、扁柏、阿胶。胃火用白虎汤。饮酒人衄血，黄连石膏汤加葛根、升麻，神效。唾血者，鲜血随唾而出，本出肾经，若紫黑色，由肺气壅遏，瘀血内积，不能下降所致。肾经用知、柏②、熟地、天门冬、童便，入桂少许。肺经宜麦冬、山栀、桔梗、郁金、薏以③之类。

吐血、呕血，俱出胃经，大口倾吐成盘碗者是也。同上治法。《经》云：怒则气逆，甚则呕血。或阴虚火动，血热妄行，故有先吐血，后吐痰。咳嗽多者是阴虚火盛，痰不下降，四物汤加痰火药。若先吐痰咳嗽，后见血者，是积热，降痰火为急。又有暴吐紫黑血成块者，是热伤血结于中，吐出为好，用四物汤加清热药调之。吐未尽，少加桃仁、红花、藕木以行之。吐血挟痰者，若用④血药，则泥而不行，只⑤治火

---

① 升：延宝本同。《苍生司命·卷七·血证》作"之"。
② 知、柏：延宝本同。《苍生司命·卷七·血证》作"知母"。
③ 薏以：今统用"薏苡"。下同。
④ 用：延宝本同。《苍生司命·卷七·血证》作"纯用"。
⑤ 只：延宝本同。《苍生司命·卷七·血证》作"兼"。

则止，以吐血火病也。师曰：治吐血要法有三，正治四物①、犀角地黄、四生丸及童便、茜根、欝金、山茶花，并炒栀子、蒲黄、藕节、扁栢、小蓟之类。急治辰砂六一散调灯心汤灌之，黄连白虎汤②亦常用效。若大便秘结，承气急下之即止。从治炒黑干姜数钱，研末，水调服，不效，用韭汁一钟，加童便、姜汁、好酒少许和饮，有验。又常用蕤子降气而愈者，迺气降则血归经之义也，必除半夏、肉桂二味，仍加别血药为稳。然上数条皆为实人暴吐者设，若劳病吐血及身热脉大脱形，一切忌用。

咳血者，嗽出痰内有血是也，出于肺经，由痰盛心热，多是血虚。宜麦冬、五味、百部、川归、地黄、欵花、黄芩、白芍、薏以、茅根、茜根、阿胶、贝母，痰盛加痰药。

咯血者，咯痰共血出者是也，出于肾经，若痰带血丝咯出，亦主肾经，或出肺经。若咯血有疱点疙瘩，谓之血屑，悉同一治法。宜二冬、二地，知、栢、沙参、阿胶、贝母、薏以、丹皮、童便，久病加参、术，量服之。又有痰涎褁血共出，专主脾脏，由脾湿生热，热生痰涎，涎为脾之液，以脾主褁血故也。治宜山药、白术、意以③、归、芍、麦冬、生地、贝母加芩、连、知母④选用之。大凡血症，原血上行，若

---

① 四物：延宝本同。《苍生司命·卷七·血证》作"清凉四物汤"。
② 黄连白虎汤：延宝本同。《苍生司命·卷七·血证》作"但不可轻用黄连，白虎汤亦常取效"。
③ 意以：今统用"薏苡"。
④ 知母：延宝本同。《苍生司命·卷七·血证》作"知柏"。

变而下出者，为顺，易治。

脉法死症

身凉脉静者，易治；身热脉大者，难愈。

吐血、唾血，脉滑小弱者，生；实大者死。

衄血身热者死，血温身热者死。

治血症方

犀角地黄汤

治伤寒汗下不解，蓄于经络，随气涌泄为衄血，或沟道闭塞，流入胃腹，吐出清血，如鼻衄、吐血不尽，馀血停留致面色痿黄，大便黑者，更宜服之。

犀角镑　生苄　白芍　牡丹皮各等分

上㕮咀，每服五钱，水煎温服，实者可用。

谨按：用犀角解内热，助芍药、生地、牡丹皮凉血以生新血。

四生丸

治吐血、衄血，阳盛于阴，血热妄行。

生荷叶　生艾叶　生栢叶　生地黄各等分

上研烂，丸如鸡子大，每服一丸。水三钟，煎一钟，滤□①温服。

---

① □：原字难辨，疑为"滓"。

黄芩芍药汤

治阴火载血上行，鼻衄不止。

黄芩二钱　芍药二钱　甘草一钱

上以水煎服　或犀角地黄汤，如无犀角，以升麻代之。

谨按：黄芩之苦能降火，芍药之酸能收阴，甘草之甘能缓急。

童便

治咳血，宜此一物饮之。

谨按：褚澄云：以寒凉治之，百不一生；以溲溺治之，百不一死。故特表而出之。

侧栢散

治呕血。

侧柏叶一味为末，米饮调下三钱。

谨按：侧，阴象也，栢遇寒而不凋，得阴气之最厚也，故能入阴而泻呕逆之火。然其性微香，则其妙又能和阳而不偏于阴也。

桃仁承气汤

治血结胸中，手不可近，及中焦蓄血等症。

芒硝　桂各三钱　甘草二钱五分　大黄一两　桃仁五钱，去皮尖

上㕮咀，每服一两，入姜同煎。

独参汤

凡上下失血过多，脉微欲绝者。

人参少许

煎服。

谨按：有形之血不能速生，几微之气所宜急固，故用人参甘温以固元气，所以权轻重于缓急之际也。故曰血脱益气，古圣人之法也。

荷叶散

治咯血。

荷叶不拘多少，焙干为末

谨按：荷叶有仰盂之形，得震卦之象，有轻香之气，得清和之体，故能和阳定咯而运血。

四物汤

治失血过多，加栢叶煎服。

归脾汤

治思虑伤脾，不能统摄心血，以致反行，或吐血下血。

黄连鲜毒汤

治阳毒上窍出血者。

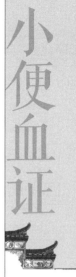

小便血证

小便下血，由心与小肠热甚，故阴血错经妄行。其血出涩痛者为血淋，不痛者为溺血，即尿血也。皆原过伤精血所致，亦有因血虚者。血淋甚则茎中所出小块，坚如砂石，溺时大痛，砂出痛止，谓之砂淋。尿血不痛，血从精窍出来也。二症初起，俱用辰砂益元散、五苓加瞿麦、赤芍、郁金、牛膝、山栀、木通、生地、归尾，入木香少许行气，如不验，宜小蓟饮子加车前、陈皮、麦冬、牛膝。好色之人用滋阴补肾药为君，量加前项药。茎中痛，倍琥珀、牛膝、地榆、甘草稍。若上药齐不效，即改施调气之剂，如木香流气饮、辰砂妙香散酌用之。大抵小便出血则小肠气必秘，气秘故小便难。凡津道之顺逆，皆一气之通塞为之也。其因血虚所致者，以小便遗血之馀血，苟充满则滋溲下润，自然流通，宜四物汤、牛膝膏为主，量加别药。又血流太甚，权施劫药，蒲黄散主之。凡小便见血，卒①难速效，血淋尤为难治。外有尿梗②内出虫者，专主湿热蓄积至久而生，若腐草化为萤之义。亦用二妙散加牛膝、山栀、琥珀、木③通，虫见此自镕

---

① 卒：延宝本同。《苍生司命·卷七·小便血证》作"率"。
② 梗：延宝本作"便"。《苍生司命·卷七·小便血证》作"管"。
③ 木：底本及延宝本均作"末"。据理及《苍生司命·卷七·小便血证》改。

化矣。

治小便血方

小蓟琥珀散

治血淋。

小蓟　琥珀等分，为末

谨按：蓟根能治下焦瘀血，琥珀能治膀胱血热。

小蓟饮子

治下焦结热或血淋溺血。

小蓟　生地黄　滑石　通草　蒲黄炒　藕节　淡竹叶
当归炒　栀子炒　甘草各半两

每服五钱，水煎服。

谨按：下焦之病，责于湿热，法曰病在下者，引而竭之，故用生地、栀子凉而导之，以竭其热，用滑石、通草、竹叶淡而渗之以竭其湿，用小蓟、藕节、蒲黄消而逐之以去其瘀血，当归养血于阴，甘草调气于阳，古人治下焦瘀热之病，必用渗药开其溺窍者，围师必缺之义也。

玄胡索散

治阳邪陷入下焦，令人尿血。

玄胡索一两　朴硝三分

分二次服。

谨按：阳邪者，热病伤寒之毒也。下焦者，阴血所居[①]，阳邪入之，故令尿血。玄胡索味苦而辛，苦故能胜热，辛故能理血。佐以朴硝，取其醎寒，利于就下而已。

---

① 居：原作"君"，据延宝本改。

C 大便血症

　　大便见血，多原坐卧风湿，醉饱入房，飡^①冷停寒，湿热罾积，以致荣血失道，渗入大肠，此肠风脏毒之所由作也。挟热下血，清而色鲜者为肠风，邪气外入，随感而随见也。挟冷下血，浊而色黯者为脏毒，罾积至久而始发也。粪前来者，为近血；粪后来者，为远血。便血大下为泻血，又有另作一泒^②，唧唧然出，有力而远，四散如筛，肠腹中作痛者，多由热毒所作，悉属胃与大肠主病。丹溪曰：凡下血不可纯用寒凉药，必加辛味为佐，久不愈用温剂，必兼升举药，仍加酒浸酒炒，以寒因热用故也。治法通用槐花、槐角、地榆、生地、扁柏、条芩、炒连、栀子、川芎、归尾、阿胶、升麻、白芍、茯苓、蒲黄。兼风邪者加秦艽、防风、荆芥、香附、白芍、苍术。肠风用蒜连丸获效。脏毒人实宜桃仁、红花、蓊木之类少行之。泻血大下不止，四物加槐花、黄连急治，百草霜研末，或百药煎为丸，每服二三钱，酒调下，仍以上项药加减，添莲房灰、棕榈灰劫止。有气虚下陷者，当升提

---

① 飡（cān参）：同"餐"。
② 泒（liú流）：水或其他液体流动。

之，补中益气、调中益气加乌梅①、槐花、芩连、干姜。大抵人身精血皆生于谷气，脾胃统血，故治斯疾者，不宜纯服寒凉，必资补剂收功。久病虚弱，必资黄芪四君子汤、参苓白术散以和之。盖胃气一回，其气血自循于经络矣。又方书论血从下流为顺，易治，若大下数升，形肉枯槁，此为阴脱也。正所谓微则易治，甚则难痊。若先吐血，后变为下血者，则又吉矣。

脉大身热者死。

肠澼下脓血，脉弦绝者死，滑大者生。

治大便血方

胃风汤

治风邪入于肠胃，泄下鲜血或肠胃湿毒，下如豆汁瘀血。

人参　白术炒　茯苓去皮　川芎　当归酒洗　白芍药酒炒，各等分　桂少许

水二钟，煎八分温服。

谨按：用参、苓、白术以补气。芎、归、芍药以养血。肉桂之辛可以散风邪，肉桂之热可以熯②湿毒，血药得之可以调营，气药得之可以益卫。又曰白术、茯苓能壮脾而疗湿，川芎、肉桂能入血而驱风。

---

① 乌梅：延宝本、《方症会要·卷之四·大便血证》同。《苍生司命·卷七·大便血证》无此二字。

② 熯（hàn 汉）：干燥。

槐角丸

治五种肠风下血，痔漏脱肛并兼治之。

槐角炒　地榆　黄芩　防风去芦　当归酒浸一宿，焙干去芦　枳壳去白麸，炒，各二两

上为末，酒糊丸，如桐子大，每服三十丸，空心米饮下。

加减四物汤

治肠风下血不止。

侧柏叶　生地黄　当归酒浸，去芦　川芎各一两　枳壳去白，炒　荆芥穗　槐花炒　甘草炙，各半两

上㕮咀，每服四钱，水一钟，姜三片，乌梅少许，同前空心煎服。

香莲丸

治冷热不调，下血如痢。

芍药汤

行血调气，溲而便脓血，知气行而血止。

参苓白术散

治大便见血已久，脾胃虚弱，面色痿黄，饮食减少。

补中益气汤

治下血已久，元气下陷，当升提之。

汗症

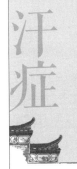

《内经》曰：心之液为汗。《原病式》曰：心热则汗出。东垣又指脾胃而言。盖心为君火，主热，脾胃属土，主湿，湿热相搏为汗，明矣。然各脏皆能令人出汗，独心与脾胃主湿热，乃总司耳。故《内经》又曰：饮食饱甚，汗出于胃；惊而夺精，汗出于心；持重远行，汗出于肾；疾走恐惧，汗出于肝；摇体劳苦，汗出于脾。若夫自汗、盗汗，病似而实不同。自汗者，无时而溅溅然汗出，动则为甚，属阳虚，卫气之所司也，宜补中益气汤加麻黄根、浮小麦，师云常见用效，或加白芍、桂枝，惟阳虚极者方可用附子。盗汗者，寐中而通身如浴，醒来方知，属阴虚，荣血之所主也，宜当归六黄汤加枣仁、牡蛎、麦冬、五味。二汗通用黄芪建中加减。大法：心虚冷汗自出者，理宜补心，益火之原①以消阴翳也；阴虚火炎者，法当补肾，壮水之主以制阳光也。丹溪曰：自汗属气虚，属湿与热，盗汗属血与阴虚。外有湿盛自汗者，有痰症自汗者，有火气上蒸，胃中湿而自汗者，宜各随症治之。若别处无汗，独心孔一片有汗，名曰心汗，良，由思虑过度而得，故治之在心，宜养心血而汗自敛。师云：按汗症，

---

① 原："源"的古字。水源。

自汗属阳虚，盗汗属阴虚，此自初病言之也。若曾服过参芪而自汗如故者，此由参芪过补以致精血衰少，为阴虚生内热而汗出不禁也。治宜养血、生精、清热，则汗自止矣。

治汗方

玉屏风散

治自汗。

防风　黄芪各一两　白术二两

上剉，每服三钱，水一钟半，煎至七分，温服。

谨按：用白术补中，助黄芪益卫气，实腠理以止汗，助防风以行黄芪之功。

当归六黄汤

治盗汗之圣药也。

当归　生地黄　黄柏　黄芩　黄连　熟地黄各一两　黄芪加一倍

上剉，每服一两，水二钟，煎至一钟，去粗，临卧通口服。

谨按：用当归、生熟地黄滋阴血，黄连、黄芩、黄柏胜火热，黄芪实腠理以止汗。

正气散

治阴虚盗汗。

黄柏炒　知母炒，各一钱半　甘草炙，五分

上作一服，水煎，食前热服。

谨按：此去相火之药也，用黄柏、知母等以滋阴，佐生甘草以泻火。

治盗汗

心液为汗，此药收敛心经。

人参　当归各等分

上二味，每服五钱，先用猪心一枚，破作数片，并心内血煎汤，澄清汁，煎药服。

又方

白术四两，分作四分。

一分用石斛同炒。一分用麸皮同炒。一分用牡蛎同炒。一分用黄芪同炒。

上各微炒黄色，去馀药，只用白术研细，每服三钱。

粟米汤调下，尽四两炒。

谨按：此燥脾湿之药也。

凉膈散

治火气上蒸，脾湿作汗。

黄芪建中汤

治血气不足，体常自汗。

补中益气汤

治内伤挟气虚自汗。

补阴丸

治水亏火盛盗汗。

二陈汤

治痰火薰蒸作汗。

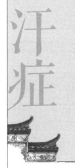

汗症

231

痓症

痓病即痉病。《原病式》曰：痓者，筋劲强直而不柔和也，《内经》曰：诸痓项强，皆属于湿。又曰：诸暴强直，皆属于风。盖太阴湿土极盛，反兼风化以制之，是痓病湿为本，风为标。然兼化者虚象，而实非风也，须分刚柔二痓治之。太阳发热，无汗恶寒，为刚痓，其脉弦长，见症首尾无汗，胵急胸满口噤，手足挛痛，急咬牙，甚则抽搐如角弓反张之状。治宜散表为主，用加减小续命、九味羌活汤、麻黄葛根汤。太阳微热，多汗，不恶寒，为柔痓，其脉弦细沉濇，见症四肢不收，时时抽搐，闭[①]目合口，亦或张前[②]反后，治宜实表为急，桂枝加葛根汤，小续命汤去麻黄加葛根。据《内经》，以上[③]皆为风[④]湿，惟丹溪先生独谓属气虚，血虚，兼有痰有火，切不可作风治，纯用风药，宜用参、芪、归、术、白芍、竹沥。外有诸虚之候，如中暑、金疮、跌扑损伤，痈疽脓溃之后，一切伤气去血过多之症，表虚不任风寒皆成痓。此乃虚为本，风为标也，治宜大补气血，少加散风行湿。又

① 闭：原作“开”，延宝本同。据《苍生司命·卷七·痓证》改。
② 前：延宝本同。《苍生司命·卷七·痓证》作“口”。
③ 上：底本及延宝本均作“下”。据理及《苍生司命·卷七·痓证》改。
④ 风：底本及延宝本均作“内”。据《苍生司命·卷七·痓证》改。

产后多作筋脉挛急，角弓反张如痉状，即《要略》云新产妇有三病，一曰病痉是也。乃血脱无以养筋，宜十全大补汤。又汗多亡阳，亦令作痉，宜黄芪建中汤。师云：刚痉多属风，柔痉多属虚。一是外感，一是内伤。此治痉病之大关节也。

治痉方

当归补血汤

治一切亡血过多而作痉者。

黄芪八钱　当归三钱

水煎温服，如挟风加防风一钱，荆芥八分，甘草五分。

谨按：用黄芪以补气，兼助当归养血，如挟风，加防风、荆芥以驱风，甘草以和药。

十全润痉汤

治气血两亏，风邪乘袭，发热口禁，手足挛缩，角弓反张，一切痉症，法当补益气血为本，疏风清热为标。

人参三钱　黄芪二钱　当归三钱　川芎五分　地黄三钱　白芍八分　防风一钱　羌活六分　荆芥七分　葛根一钱　黄芩一钱　附子五分　甘草五分　水煎服

谨按：用人参、黄芪补气，当归、川芎、芍药、地黄养血，防风、羌活、荆芥等疏风，葛根、黄芩清热，附子引导诸药以行经络，甘草缓急以和药性。

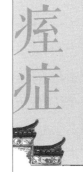

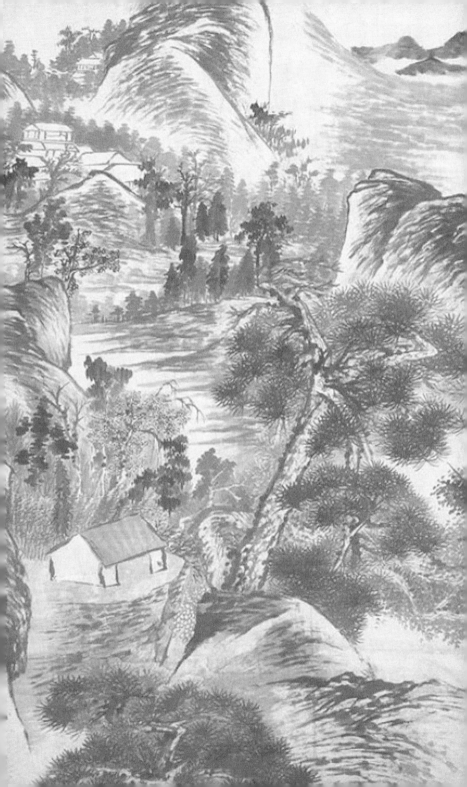

房劳亭卷之人，盖虚重病也。大法衰里传经与伤寒相似，但伤寒宜散，毒自内出，师云，先看盛衰，毛看病有两用露血丝，吾言曰常黑，以验里热，若元黑热痰，断纹，俱是极热之症，若元毛热痰，分为太里经纹，脏胁肋间，若小便不利，自利则之发黄必发黄利芍，五苓散，若小便自利，则是蓄血之症，当下脐，五苓散，若小便自利，则是蓄血之症，当下脐

端久大使秘结两日，初得两一二日，见太阳症初得一二日，宜下脐一二日

提纟一起即发汗，长春，宜五苓丸，白虎汤，是热症入阴明，药味用天花粉，初传阳明，此法有传发亦然，己白虎汤去桑胡去卷，初得病一二日，见大阳症便使两日，若明份为药不可用

而杂青，视形色，冬至春分用麻黄去桑胡去参今四答散或香苏丸，小火，屏高热症

丹溪曰，客至阳卒伤，宜炷，调乎里太承气汤，是以致疾如减治之，有归在阿经，再随经陆治，此要法也，凡病有气者，初看未知所谓者

端曰，大头病也，乃感天地湿热之气，有得而发，热不可用，自汗太甚者亦宜。初看未知

丹溪曰，此病属风，防风通圣散加减用之，用羌活、酒苓、酒蒸连翘、黄连、马盘黄，随病加减，切

大肿，东垣牛蒡芩连治之，有归在阿经，连则过其病，所谓上木盛，当泻脾火，宜加味清胃汤，湿热为肿，宜加味白虎汤，凡盘痿有气虚者，自汗太甚者亦宜，此要法也，初看未知所谓，首上木

桔梗顺服，外以侧柏汁，调大炒糯米研，薄荷，或用小柴胡加防风，羌活、荆芥

斑疹，紫草行皮肤之中出者，肿于外者，属少阳三焦相火也，羌活、防风、桔梗、酒苓、酒蒸连翘、黄连

紫斑、热症，是由里出，又起浮红，随或之，谓邪气下行

小红痘行血肤之中，凡星瘾痿两斑者，皆出也，又曰斑红，调热解散，阴阳二症顶出斑出，谓邪气下

黑斑甚首尾见下，大抵此症有阴有阳，阴斑色淡武盛，若秘则顺疏之

大抵此盘痿有阴阳，阳盛者有热病，有温毒斑，若作口赤有血气，有伤塞，中有主而气，温毒发斑

五脏六腑之气由胃而发，故胃主斑也，此要之症谓，下之早则热乘盛入胃，不几有胃热也，九乱此一生，又主火亭行古而失，当论古与今

胃焦红赤青，五生五虚，卫气相助相火之成败，阳疹二症亦随眠泉，何肯驰之

经之火亦息，阻疹二症亦随眠泉，今欲下，二

卷之六

厥症

　　厥者，逆也，手足逆冷也。厥有七症，寒、热、痰、气、食、尸、蚘七者是也。惟寒热二厥症颇相似，用药之差，死生反掌。《经》曰：阳气衰于下，则为寒厥；阴气衰于下，则为热厥。寒热即阴阳也。热厥者，脉沉数，虽小而有力，寒冷不过节腕。《活人书》云：阳厥脉滑而沉实者是也。若伤寒，则当问其原，起病头痛发热，显三阳证否？病初起手足温，病后数日手足渐厥冷，此是阳极发厥，仲景所谓"热深厥亦深，热微厥亦微"。若误作阴厥，妄投热剂，精魂绝而立死矣。急宜三承气，随病轻重下之。便溏口渴，舌胎，烦燥谵语，白虎汤。小便秘，五苓、六一。夏秋更宜。常厥，通用三黄石膏、黄连鲜毒、四逆散，更以前项药参酌。寒厥者脉沉迟无力，寒冷过节腕，《活人书》云：阴厥脉微而沉伏者是也。其候初得病即身冷不渴，四肢逆冷，蜷卧，唇口青黑，或大便自利，小便色白，宜附子理中汤，甚用四逆汤加吴萸。伤寒直中阴经发厥者，急灌烧酒，或用葱饼灸关元穴百壮。痰厥者卒中昏倒，不知人事，急灌苏合香丸，或用吐法，随服二陈加胆星、僵蚕、白附子、竹沥开痰顺气药。气厥者，由欝忿怒所致，与中风相类，但风中身温，气中身冷，故以气药治风则可，以风药治气则不可。初中急以苏合香丸灌醒，随服八味顺气、藿香正气、调气散，挟痰四七汤加减。

食厥必因饮食而起，痰裹食物，防碍升降，关格不通，急用吐法，食出迺甦，随进顺气消导药，研保和丸末饮之，大率与干霍乱相似。尸厥即中恶，因冒犯邪鬼毒恶，忽然手足逆冷，肌肤粟起，头面青黑，错言妄语，牙紧口噤，或昏不知人，头旋昏倒，急用苏合香丸灌醒，再进调气平胃散、藿香正气散。蚘厥迺胃寒所生，胃中冷故蛔出，宜理中汤加炒川椒五粒，兵榔^①五分，吞乌梅丸。盖蚘见椒^②则头伏故也。外有胃中饥不能食，蚘出求食者。凡症吐蚘，即是重病。丹溪先生谓寻常寒热二厥，手足因气血逆而冷，多属气血虚，气虚脉细，血虚脉大如葱管，并宜补剂。斯言亦有至理，然其人必原体虚，或老人，或大病后得之，则可。若寔卒中，尤当从前议，急治其标而缓治其本可也。骤施补剂，岂不殆哉。

厥症有七

寒、热、痰、气、食、尸、蚘，见症施治。

治厥症方

调气汤

治气欝作厥。

白蔻_{一两}　丁香_{一两}　檀香_{五钱}　砂仁_{五钱}　炙草_{一两}　木

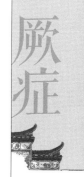

239

---

① 兵榔：今统用"槟榔"。
② 椒："椒"的俗字。

香五钱

共为细末，每以盐沸汤调三五钱服，或八味顺气解亦妙。

谨按:《经》云辛以散气，用白豆蔻、丁香、檀香、木香、砂仁、藿香等诸辛窜以行壅滞之气，甘草缓中和药。

通脉四逆汤

治阴厥，下利清谷，四肢逆冷，脉微。

干姜一两　附子五钱　甘草二钱

水二钟，煎一钟服。

谨按：用干姜、附子以散寒，甘草缓急兼解附子之毒。

苏合香丸

治卒暴厥，不知人，未辨风痰气厥，宜与此化浓汤灌之醒，后议脉证用药。

白虎汤

治热厥腹满身重，难以转侧，面垢谵语，遗溺，手足厥冷，自汗，脉沉滑。

导痰汤

治痰厥。

乌梅丸

治蛔厥。

理中汤

治寒厥表热里寒，下利清谷，食入即吐，脉沉伏，手足厥冷。

双解散

治外感发厥。

大小承气汤

治阳厥脉滑而沉，初用便秘。

八味顺气散

治七气怫欎，令人手足厥冷。

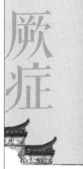

颠、狂、痫①

师云：颠症属不足，狂痫属有馀，悉由痰迷心窍，胃热结燥，心胃二经主病。其症大便秘结者，由胃与大肠相近故也。然颠多喜笑，廼心血不足，尚知畏惧；狂多忿怒，由痰火寔盛，人莫能制。《经》所谓阳明病甚则弃衣而走，登高而歌，踰②墙上屋，骂詈不避亲踈是也。痫证不必分五，专主于痰，痰涎壅盛，火热冲动而作。治法：颠宜生地、归身、枣仁、石菖蒲、连、芍为君，加清热消痰药，仍服朱砂安神丸。狂宜三黄石羔③、黄连鲜毒，日服玄明粉三钱，甚则牛黄丸、三承气汤加减急下之。痫病未发时，即行吐法，涌尽痰涎，随服二陈加黄连、南星、蒌仁，寻火寻痰，分多少而治。有热者用凉药以清心，有痰者必用吐，吐后用东垣安神丸及平肝之药，青黛、柴胡、川芎之类。又有因惊而成痫者，盖心藏神，惊则神不守舍，舍空而痰聚也。治法：如心经蓄热，当清心除热；如痰迷心窍，当去痰宁心，宜大吐大下而愈。

脉大而滑者自愈。脉小急疾者死。

丹溪曰：脉虚者可治。脉寔者必难痊。

---

① 痫：同痫。下同。
② 踰：同"逾"。
③ 羔：通"膏"。今统用"膏"。

卷之六

治颠狂痫方

大黄一物汤

治颠狂病者。

大黄四两，酒浸一宿，水三升煎之，分三服，不已再作。

谨按：师云：颠狂者皆失心也。《经》曰主不明则十二官危。故视听言动皆失其职，初病者宜泻其实，久病者宜安其神。

麻仁煎

治颠风。

麻仁四升

上以水六升，猛火煮人牙，澄去滓，取七合，空心服。

《灵苑方》朱砂酸枣仁乳香散

治颠疾失心者。

辰砂光明有墙壁者，一两　酸枣仁半两，微炒　乳香光莹者，半两

将此三物为末，都作一服，温酒调下。善饮者以醉为度。

追风祛痰丸

治诸风痫暗风。

防风　天麻　殭蚕炒　白附子各一两　木香半两　朱砂另为衣，七钱半　全蝎炒，半两　皂角炒，一两　白矾枯，半两　半夏汤泡七次，碾为末，秤六两，分作二分。一分用生姜汁作曲，一分用皂角浸浆作曲　南星三两，剉。一半化，白矾水浸，一半皂角浆，各一两

上为细末，姜汁糊为丸，如梧子大，每服七八十丸，食远卧，用淡姜汤或薄荷汤下。

归神丹

治颠痫痓诸疾，惊悸，神不守舍。

颗块朱砂二两，猪心内酒蒸　金箔二十片　白茯苓　酸枣仁　罗参　当归各二两　银箔二十片　琥珀　远志　龙齿各一两

上为细末，酒煮糊为丸，如桐子大，每服二三十丸，麦门冬汤下，炒酸枣仁汤亦可。

本事人参散

治中气亏败，生痰作痫。

人参五钱　南星一两

用水一钟，姜三片，冬瓜仁一撮，擂碎同煎，至半盏为度，作三次灌下。

谨按：人参补中气，南星豁痰涎。

滚痰丸

治痰热攻心，颠狂唱哭。

牛黄清心丸

治心气不足，神志不定，惊恐悸怖，虚烦少睡，常发狂颠，言语错乱。

朱砂安神丸

治心火炎上成痫。

龙脑安神丸

治五脏积热，薰灼心神而成痫症。

防风通神散

治颠狂病，大便秘结。

健忘、怔忡、惊悸

健忘者，谓事有始无终，言谈不知首尾，老人多患此，虚可知矣。怔忡者，心中惕惕然不安，如人将捕之状，无时而作者是也。惊悸者善恐怖，蓦然跳跃惊动，有时而作者是也。师云：尤当分虚实治之。健忘、怔忡，纯主不足，惊悸则不足中之有馀也。治健忘、怔忡者，多主心血不足，精神亏欠，皆用四物汤、安神丸、八味定志丸、归脾汤、天王补心丹，随症加减。若惊悸有痰迷心窍者，有痰因火动，时作时止者，治之当用温胆汤、二陈汤加黄连、生地、归身、茯神、远志、枣仁等药，仍当随症加减，勿补有馀而攻不足可也。

治健忘怔忡惊悸方

养心汤

治忧愁思虑伤心，惊悸不宁，兼之挟痰，治宜补气豁痰为主，安神定气为标。

黄芪蜜炙　白茯苓　茯神　半夏曲　当归　川芎各半两甘草炙，四钱　远志去心，姜汁炒　桂心　栢子仁　五味子　酸枣仁　人参各二钱半

上每服三钱，水一钟，姜三片，枣一枚，煎服。

谨按：人参、黄芪、甘草以补气，茯神、远志、栢子仁、

酸枣仁等安心神以定惊悸，佐桂心、归、芎以导血脉，五味、半夏以豁痰。

定志丸

治痰迷心膈，惊悸怔忡。

远志二两　人参一两　菖蒲二两　白茯苓二两

上为末，炼蜜为丸，如梧桐子大，朱砂为衣，每服三十丸，米汤下。

谨按：用菖蒲通心神，引人参以补心气，茯神、远志安心神以定恍惚。

朱砂安神丸

治血虚心烦懊憹，惊悸怔忡，胸中气乱。

朱砂五钱，水飞过，另研　黄连酒洗，六钱　甘草炙，二钱半　生地一钱半　当归一钱半

上四味为细末，蒸饼丸如黍米大，朱砂为衣，每服三五十丸，薄荷汤送下。

谨按：用黄连、生甘草泻火热，生地黄、川归益心血，朱砂以安神。

温胆汤

治心胆怯易惊。

半夏一钱　橘红八分　甘草一钱　茯苓一钱　枳实一钱　竹茹一钱

水二钟，煎八分，食后温服。

谨按：用橘红、半夏、茯苓、生姜、枳实豁痰疎瀹，竹茹清热，生草泻火。

天王补心丹

治用心过度以致心血不足，健忘怔忡，惊悸不寐等症。

牛黄清心丸

治心气不足，神志不定，惊恐悸怖，虚烦少睡，梦寝纷纭。

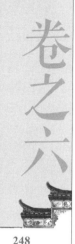

三消症

《内经》曰：二阳结，谓之消。东垣曰：二阳者，阳明也。手阳明大肠主津液，若热[①]则目黄口渴，迺津液不足也。足阳明胃主血，若热则消谷善饥，血中伏火，迺血不足也，结者津液不足，结而不润，皆燥热为病也。岐伯曰：脉实[②]，病久可治；脉弦[③]小，病久不可治。当分三消而治之。上消者，肺也，舌上赤裂，大渴引饮。《经》曰心遗热于肺，传为膈消是也，由火盛尅金，肺热叶焦，津液枯涸而然。治法：人虚以治症渴方主之，人强用白虎加花粉、葛根、乌梅、杷叶及清肺药。中消者，胃也，善食而饥，自汗，大便硬，小便数。叔和云：口渴饮水，多食[④]饥虚，"瘅成为消中"[⑤]是也。治法：人虚宜补中，渴甚白虎加人参、川连、生地、栀子。人强便燥，用调胃承气、三黄丸下之。下消者，肾也，烦燥引饮，耳轮焦干，小便淋浊如膏之状。叔和云：焦烦水易亏，此肾消也。治法：六味地黄丸、八味丸，及用人参、知、柏、车前、二冬、泽泻、五味、熟地之类。三消通用当归燥润汤、

---

① 热：原作"消"，延宝本亦作"消"。据《苍生司命·卷七·三消证》改。
② 实：延宝本同。《素问·通评虚实论》作"实大"。
③ 弦：延宝本同。《素问·通评虚实论》作"悬"。
④ 食：底本及延宝本均阙。据《苍生司命·卷七·三消证》补。
⑤ 瘅成为消中：语出《素问·脉要精微论》。王冰注："瘅，谓湿热也"。

生津甘露饮、清心莲子饮、麦冬饮子、四物汤加减、用效猪肚丸。大禁半夏及发汗。师云：曾见消者，饮水至数升，须臾吐尽，此何以故？由寒热不相入，水火不相济故也。其人终不治而死。

治三消方

人参石膏汤 即白虎加人参汤

治膈消，上焦燥渴不欲饮食。

人参半两　石膏一两二钱　甘草四钱　知母七钱

东垣加黄芩、杏仁。

上咬咀，每服一两，水二盏，粳米一撮，煎至一盏，去滓，通口服无时。

丹溪乳汁膏

治一切消渴。

黄连四两　生地黄　生藕汁　天花粉各二两

将连末入三味中，加牛乳二升，生姜汁半升，炼蜜十两，搅匀，重汤顿成膏，每以一两留舌上，徐徐噙化，白汤调下，日五七服。

谨按：黄连泄心火，生地汁、生藕汁、天花粉清热，生津止渴。

忍冬丸

治消渴既愈之后，须预防发痈疽之患。

用忍冬草不以多少，根茎花叶皆可用，置瓶罐内，用无灰好酒浸以糠，火煨一宿，取出晒干，入甘草少许，碾为细

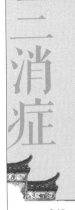

末，以所浸酒打面糊为丸，如桐子大，每服一百丸，不拘时，温酒、米饮任下。

川黄连丸

治消渴。

川黄连五两　天花粉　麦门冬去心，各二钱半

上为末，生地黄汁并牛乳夹和捣丸，梧子大，服三十丸，粳米汤送下。

黄芪六一汤

治诸虚不足，胸中烦悸常渴，或先渴而欲发痈疽，或痈疽而作渴，并宜服之。

栝蒌汤

治消渴小便多。

用栝蒌根薄切，炙，五两，水五升，煮取四升，随意饮。

四物汤

治三消之症。

调胃承气汤

治中消善食而溲。

三黄丸

治中消善食，小便黄赤。

八味丸

治心肾不足，消渴引饮。

六味地黄丸

治下消者烦渴引饮，小便如膏。

赤白浊症

　　浊者，胃中湿热渗入膀胱，清浊不分之义也。大率皆是湿痰流注，治宜燥湿降火，兼升提之药，所谓清阳升则浊阴降是也。赤者，湿伤血分，由心与小肠来；白者，热伤气分，由肺与大肠来。与妇人带下、赤白痢同看，皆原于湿热内伤虚损所致。丹溪曰：有湿痰，有气虚，有血虚。痰用二陈加苍白术、黄柏、海粉；气虚补中益气加茯苓、山栀；血虚四物加行湿药。亦有心热肾虚而成浊者，当清心补肾。又便浊年久不愈，小腹急痛不可忍者，当作寒治，东垣用煮当归丸或附子理中汤、萆薢分清饮，通用珍珠粉丸，清心莲子饮。

治赤白浊方

珍珠粉丸

治白浊，夣①泄遗精及滑出而不收。

真蛤粉一斤　黄柏一斤，新瓦上炒赤

上为细末，滴水丸梧子大，每服一百丸，空心温酒送下。

谨按：阳盛阴虚，故精泄也，黄柏降心火，蛤粉醎而补

---

① 夣：同"梦"。下同。

肾阴也。

萆薢分清饮

治真元不足，下焦虚寒，小便白浊，频数无度，凝白如油，光彩不定，漩脚澄下，凝如膏糊。

益智仁　川萆薢　石菖蒲　乌药各等分

上剉，每服五钱，水煎，入盐一捻，食前服。

谨按：用菖蒲益心，益助益智、萆薢散寒，佐乌药攻冷气。

瑞连丸

治思虑伤心，小便赤浊。

白茯苓去皮　石莲肉炒，去心　龙骨生用　天门冬洗，去心　麦门冬洗，去心　栢子仁炒，别研　当归去芦，酒浸　酸枣仁洗，去壳　紫石英水浸七次　远志甘草汤煮，去心　乳香　龙齿各一两

上为末，炼蜜丸如梧子大，朱砂为衣，每服七十丸，空心温酒、枣汤任下。

附子八味丸

治肾气虚乏，下元冷惫，脐腹疼痛，脚膝缓弱，夜梦遗溺，淋涩白浊。

谨按：赤白浊虽多属湿热，然亦有老人因虚寒而致之者。此方乃治虚寒湿寒之剂也。若湿热而致之者，宜六味地黄丸加黄栢、知母之药也。

清心莲子饮

治心虚有热，小便赤浊。

二陈汤

治湿痰渗入膀胱，以致白浊。

导赤散

治心虚蕴热，小便赤涩，遂成赤浊。

虗遗、精滑二症

因梦交而精出者，谓之虗遗。不因梦而精自泄者，谓之精滑。皆由于肾虚相火妄动，久则有虗而无寒。[①]丹溪专主于湿热是也，然则数者不同，有热则流通者；有中气虗损而下漏者；有思想无穷，所愿不遂者；有用心过度，心不摄肾，以致精妄出者；有房劳太过，水枯火盛，滑泄不禁者；有脾胃虗弱，致开合失常者；有远行劳倦，内伤气血，虗而不能固守者；有久无色欲，精满思色者；有怒伤肝，动相火者；有下焦虗寒，精自出者。治法：热则流通者用知母[②]、青黛、蛤粉为丸；气虚者举之，补中益气加补肾降火药；思想、用心二症宜分治之，早进补肾涩精丸，晚服天王补心丹、安神丸，使心肾交而水火既济也；房劳当滋阴补肾，知栢、熟地、枸杞、五味及人参固本丸、补肾丸、大造丸；脾胃虗弱用参苓白术散、二仙丹；远行劳倦用补气血药为君，加莲须、芡实、山药；大怒伤肝用知、栢、归、芍制肝伐火，虚寒用兔丝、锁阳、巴戟、山萸、杜仲、故纸、栢子仁、黄精、鹿角胶，少加知栢、天冬为向导。久旷不须治，人虗亦用补涩药

---

① 久则有虗而无寒：延宝本同。《苍生司命·卷七·梦遗精滑二证》作"久则有虗有火，或亦有寒"。

② 知母：延宝本同。《苍生司命·卷七·梦遗精滑二证》作"知栢"。

可也。

治夢遺精滑方

丹溪九龙丹

治肾气亏败，不能摄精，致精滑泄，法当滋补肾元为本，固精止滑为标。

枸杞四两　芡实三两　茯苓三两　莲肉一两　熟地四两　山查二两　金樱子二两　莲蕊二两　川归三两

共为末，蒸饼丸如梧子大，每以盐汤下五七十丸。

谨按：用枸杞、芡寔、莲肉、茯苓、熟地补肾益精，山查肉、金樱子、莲蕊固精止滑，川归调理气血，各归其所。

水陆二仙丹

此主精浊之方也。

金樱膏一斤　芡实粉一斤，熟

共为丸，豆大，空心服七十丸。

谨按：金樱膏濡润而味涩，故能滋少阴而固其滑泄，芡实粉枯涩而味甘，故能固精浊而防其滑泄，金樱生于陆，芡寔生于水，故曰水陆二仙。

定志真蛤粉丸

治心气亏败，相火妄乘，致精走泄，法当补益心气，滋阴降火。

人参三两　白茯苓三两　远志一两　黄栢四两　石菖蒲二两青黛一两　蛤粉一两　樗根二两

共为末，蒸饼为丸，梧子大，以青代^①为衣，每空心盐姜汤下五七十丸。

谨按：用参、苓、远志、菖蒲等补益心气，黄栢、青黛滋阴降火，海粉、樗根皮固涩精元。

妙香散

治遗精恍惚惊悸，乃心气亏败所致，法当补益心气为主。

白茯苓_{一两}　茯神_{一两}　辰砂_{五钱}　远志_{七钱}　人参_{一两}
麝香_{三钱}　黄芪_{一两}　山药_{一两}　木香_{二两}　甘草_{五钱}　桔梗_{五钱}

上为细末，每服二钱，温酒调服，不拘时。

谨按：用茯苓、茯神、远志、辰砂补心安神定惚，人参、黄芪、山药益正气，木香行麝，麝香通窍，甘草泄火，桔梗载诸药，不令下沉。

六味地黄丸

治阴虚精滑夙遗。

---

① 青代：现统用"青黛"。

淋秘症

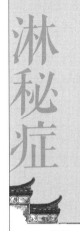

《经》曰：饮入于胃，游溢精气，上输于脾，脾气散精，上归于肺，通调水道，下输膀胱。是膀胱虽属水，全藉肺金为生化之源。故《经》又曰：水出高源，盖以肺金为水之母。肺金清肃则通调水道而渗营于下。《经》谓"气化则能出"者，是谓平人令也。若肾水虚竭，脏病传腑，膀胱热结，清阳不能上升，则浊阴不下降，而淋秘之患作矣。淋者，小便淋涩而痛；秘者，小便急满不通。丹溪谓淋症虽有气、砂、血、膏、劳五者之殊，皆属于湿热，统宜解热利小便，不可发汗，汗之必便血。东垣分在气在血治之，以渴与不渴辨之。渴而小便不利者，热在上焦气分，肺金主之，宜用茯苓、泽泻、灯心、通草、瞿麦、麦冬、山栀、黄芩以清肺气。不渴而小便不利者，热在下焦血分，肾与膀胱主之，宜知、柏、熟地、滋阴丸以补肾水。师云：淋秘大要有三，有血虚者，血因火燥，下焦无血，道路枯涩，气降迟缓，致渗泄之令失常，宜补血降火，四物加知、柏、牛膝、甘草梢；有气虚者，膻中之气不下，气海之气不化，以致溲便不通，治宜四物加参、芪，吞滋肾丸；有痰者，痰热隔滞中焦，阻塞升降，气不运行，以致淋涩不通，治宜二陈汤探

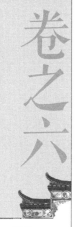

吐。古人治淋秘，卒①用吐法，以提其气。滑伯仁用朱雀汤多加枳实，是皆下病上取之义也。通用五苓散、五淋散、清肺饮子、小蓟汤。血淋方：八正散、滋肾丸。

淋秘脉实大者生，细濇者死。

五淋见症

气淋为病，小便涩滞，常有馀涩不尽。

砂淋为病，阴茎中有砂石而痛，溺不得卒出，砂出痛止。

血淋为病，遇热则发，甚则溺血，候其鼻准色黄者，知其小便难也。

膏淋为病，溺浊如膏。

劳淋为病，遇劳即发，痛引气冲。大凡小肠有气则小便胀，小肠有血则小便涩②，小肠有热则小便痛。痛者为血淋；不痛者为尿血；败精结者为砂；精结散者为膏；金石结者为石；小便涩，恒有馀沥不尽者为气虚。揣本揆原，各从其类也。调剂之法并，通用行滞气，疏利小便，清鲜邪热。其于调平心火，又三者之纲领，心清则小便自利，心平则血不妄行。最不可用补药。气得补而愈胀，血得补而愈涩，热得补而愈盛。小便淋涩亦有挟寒者，良由肾气虚弱，囊中受寒，见症先寒战而后溲便，盖冷气与正气交争，冷气盛则寒战而成淋，正气盛则寒战解而便溺。又有胞系转戾之不通者，见

---

① 卒：延宝本同。《苍生司命·卷七·淋秘证》作"率"。率，急速。
② 涩：延宝本同。《苍生司命·卷七·淋秘证》作"淋"。

症脐下急痛，小便不通，由于强忍小便行房，使水气上逆，气迫于胞，故出^①戾而不得舒张也，胞落则死。又有妊娠多患小便不通，以胞被压下故也。血淋一症，须辨血色，色鲜者，心与小肠实热；色瘀者，肾与膀胱虚冷。

愚按：《医方考》吴师叙曰：溲溺不通，匪细故也，期朝^②不通便，令人呕，名曰关格。又曰不通而死矣。一见呕证，便不可救。《经》曰：出入废则神机化灭，升降息则气立孤危，此之谓也。

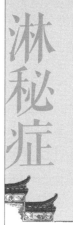

治淋秘方

八正散

治大人小儿见心经蕴热，脏腑闭结，小便赤涩，癃闭不通，热淋、血淋、膏淋、沙淋、石淋等症，并皆治之。

车前子八钱　瞿麦七钱　萹蓄七钱　滑石八钱　甘草一两
山栀二两　大黄二两　木通七钱

上㕮咀，每服三钱，水二钟，入灯心十茎，煎至八分，食前温服。

谨按：用大黄通大便，泻肠胃中之积热，瞿麦、木通、滑石、萹蓄、车前、山栀利小便，泻膀胱之欝热，甘草泻三焦之火热。

---

① 出：延宝本同。《苍生司命·卷七·淋秘证》作"屈"。
② 期朝：昼夜。

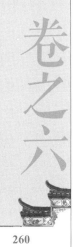

清心莲子饮

治上盛下虚，心火炎上，口舌咽干，烦渴微热，小便赤涩，或欲成淋，并皆治之。

黄芪蜜炙　石莲肉去心　赤茯苓　人参各七钱半　车前子　麦门冬去心　甘草炙　地骨皮　黄芩各半两

上㕮咀，每服五钱，水一钟，煎六分温服，热加柴胡、薄荷。

谨按：地骨皮、黄芩、麦冬清热救肺，石莲肉清心醒肺，参、芪补元气，茯苓、车前、甘草泻火利小便。

车前子散

治诸淋，小便痛不可忍。

车前子生，半两　淡竹叶　赤茯苓　灯草各二钱　荆芥穗能通窍，二钱

上作二服，水煎。

导赤散

治心虚蕴热[1]，小便赤涩或成淋痛。

生地黄　甘草　木通

上㕮咀，每服三钱，水一钟，竹叶十片，煎六分，温服。

一方

治诸淋。

四苓散二钱　益元散一钱　灯草三十茎　山栀子一钱

---

[1] 热：底本及延宝本均阙。据《校注妇人良方》补。

上水煎，空心服。或益元散加车前末一钱。或益元散加阿胶末一钱。

倒换散

治内热小便不通者。

大黄一两　荆芥二两

每服末二钱，温水调下，临时加减服。

谨按：内热而小便不通者，彝其少火而气不化也，《内经》曰：膀胱者，州都之官，津液藏焉，气化则能出矣。然化气之道，莫妙于升降天地，以升降而化万物，奈何而昧于人乎？故用荆芥之轻清者以升其阳，用大黄之重浊者以降其阴。清阳既出上窍，则浊阴自归下窍，而小便随泄矣。方名倒换者，小便不通，倍用荆芥，大便不通，倍用大黄，颠倒而用，故曰倒换。

五苓散

治伏暑小便赤涩如淋。

六味地黄丸

治血虚肾虚，消渴淋浊。

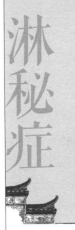

大便秘结

《内经》曰：北方黑色，入通于肾，开窍于二阴，藏精于肾。又曰：肾者肠胃之关，以司开阖[①]者也。夫肾主五液，故肾实则津液足而大便滋润，肾虚则津液竭而大便燥结。原其所由，皆因饮食失节以损胃，房劳过度以损肾，及食辛甘厚热之物而助火邪伏于血中，耗散真阴，津液枯少，此秘结之症所由起也。然其症不一，非特肾也，有血虚，有火热，有湿，有风秘，有脾约，有挟寒，有津液不足。脾约者，胃强脾弱，约束津液不得四布，但输膀胱，故小便数而大便难。东垣制脾约丸以下脾之燥热。丹溪谓西北人以开结为先，可用，东南人多由血少，统宜以滋阴养血，生津润燥为主。大法：血虚脾约，用润肠丸、润燥汤、通幽汤、四物汤加黄芩、麦冬、五味以治之。火热者，前项药加条芩、川连、枳壳。审是实火暴结，用芒硝、厚朴、备急丸下之。湿秘数日不通，及更衣则又溏，因湿在肠胃之中，热在肠胃之外也，亦宜四物加苍白术、芩连以清之。风秘用子和搜风顺气丸加减。又老人多燥结，亦由血气虚涩故也，治宜养血润燥。有挟寒者，

---

① 阖（hé 合）：闭合。

以虚人脏寒而血脉枯，方人^①脏寒而气道涩也，治用半硫丸或四物汤。凡秘结，切忌不分虚实，倒^②用硝黄、牵牛、巴豆利药，下多则亡阳，愈下愈秘，不可不慎。

治大便秘结方

脾约丸

治脾气壅滞，肠胃干燥，以致大便秘结，传导艰难。

枳实一两　厚朴一两　杏仁一两　麻仁二两　白芍一两　大黄一两

共末，炼蜜为丸，如梧子大，每空心下五七十丸。

谨按：用枳实、厚朴等以破壅滞之气，杏仁、麻仁等以润燥，白芍、大黄以通秘结。

活血润燥丸

治风秘血燥，大便涩结，法当疎风、养血、润燥。

防风七钱　羌活　皂角　桃仁各五钱　麻仁一两　川归三两大黄一两

共末，炼蜜丸如梧子大，每空心白汤下五七十丸，仍常用麻仁煮粥食之。前丸药须用磁礶^③盛之，勿令泄气。

润麻丸

能润血燥，大便不通。

---

① 方人：延宝本同。《苍生司命·卷七·大便秘结证》作"老人"。
② 倒：延宝本同。《苍生司命·卷七·大便秘结证》作"例"。义胜。
③ 礶：同"罐"。

麻子仁　当归　桃仁　生芐　枳壳各一两

上为末，炼蜜丸如梧子大，每服五十丸，空心白汤下。

又方

治大肠虚秘而热。

白芍药一两半　陈皮　生芐　归身一两　条芩　甘草二钱

上为末，粥丸，白汤下七八十丸，空心服。

滋肠五仁丸

治津液枯竭，大肠秘涩，传导艰难。

栢子仁半两　桃仁　石仁炒，去皮尖，各一两　陈皮四两，另为末　松子仁一钱二分　郁李仁炒，二钱

上将五仁别研为膏，入陈皮末，研匀，炼蜜丸如梧子大，每服五十丸，空心米饮下。

润燥汤

治大肠燥结，便出坚黑者。

升麻　生芐各二钱　归梢　生甘草　大黄煨　熟芐　桃仁泥　麻仁各三钱　红花五分

上除桃仁、麻仁，另研作一服，水煎，次下桃仁、麻仁，煎，空心热服。

导滞通幽汤

治大便难，幽门不通，上冲吸门，不开噎塞，不便燥，秘结不得下，治在幽门，以辛润之。

当归身　升麻　桃仁泥各一钱　生芐　熟芐　甘草炙　红花各三钱

上作一服，水煎，食前调槟榔末五钱，或加麻仁泥一钱。

加大黄名当归润燥汤。

三承气汤

治风寒传里，热厥极深，大便燥结，以此下之。

四物汤

治阴血虚竭，大便秘结。

八物汤

治气血俱虚以致大便秘结。

六味地黄丸

治肾水一亏，五液皆涸，上见口渴，下见燥结。

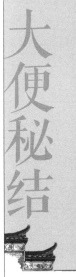

黄疸症

黄疸之病，何自而起也？《经》曰：湿热相交，民当病疸。疸者，黄也。夫脾为胃行其津液者也，津液行则小便利，何黄之有？惟湿生乎热，热滋乎湿，湿热相生，遂成滞满。由是胃气潜衰，脾气屡弱，不能为胃行其津液，致上焦不行，故身不得汗，下脘不通，故复无小便，薰蒸日久，热气成黄。热胜湿者，其黄鲜明；湿胜热者，其色淡黯。然亦有五者之不同，有酒疸、谷疸、黄汗、女劳疸、黄疸。丹溪曰：疸不必分五，同是湿热，与酒曲相似。愚谓五者之中，惟女劳疸当另立治法，非流通湿热一法之可尽也。盖治湿之法，不过茵陈五苓散、茵陈蒿汤、大黄、黄柏、栀子、芒硝等汤，湿热行则黄自退矣。惟女劳疸迺是肾虚而成，大不足之证，不可作行湿热有馀治之。故东垣有肾疸汤，虽有人参、白术、黄柏等药在其中，而多用风药以提中气，散湿热，是初起强健之人则可，若肾精久虚，元气惫极者，亦非确论，必也四物、知柏以壮水之主，人参、白术以培气之源，随证以加行湿热之剂，则标本同治，庶或可以收全功矣。学者焉可纵巨胆而滚①同一治乎？抑有说焉：伤寒发汗不辄，通利不及，头

---

① 滚：延宝本同。《苍生司命·卷八·疸证》作"混"。

汗出，身无汗，剂颈而还，小便不利，渴饮水浆，此为瘀热之在里而发黄者也，其色必鲜，黄连茵陈五苓主之。伤寒发汗，身目为黄，小便利，此为寒湿之在里而发黄者也，其色必暗，小建中主之。又或身黄，脉沉结，小腹硬而小便自利，其人如狂，又为畜血之在下焦而发狂者，抵当汤主之。外有黄肿一症，每因湿热冲逆则清气不行，气既不行则逆于肉里，浮肿随见，当于茵陈五苓内加木香、黄连、香附、卜子、枳实、厚朴大行气之药，则热除而肿消矣。虽然发黄之证可治者固多，而不救者亦非少也。寸口近掌无脉，口渴鼻出冷气，此肺之绝也。形体如烟薰，直视摇头，此心之绝也。环口黎黑，柔汗发黄，此脾之绝也。虽有神功，将何为哉！

五疸见症

黄疸者，通身面目悉黄者也。

酒疸者，心中热，足下热，懊侬不能食，时时欲吐，其人素必嗜酒。

谷疸者，消谷易饥，食又难饱，饱则发热[①]头眩。

黄汗者，常自汗黄色，上或身尽黄，下身不黄。

女劳疸者，素伤于色，发黄，额上黑，手足心热，日暮则发，膀胱急，大便溏黑，小便自利，腹如水状，此为难治。

黄疸皆由脾胃二经所致，当究其因，分利为先，解毒次之。诸疸口淡怔忡，耳鸣足软，微寒发热，小便白浊，此为

---

① 热：延宝本同。《苍生司命·卷八·疸证》作"烦"。

虚症，治宜四君子汤吞八味丸，不可过用凉剂强通小便，恐肾水枯竭。久而面黑、色黄及有渴者，不治。不渴者，犹可治也。

治黄疸方
茵陈五苓散
治湿热黄疸，法当清理湿热为主。

白术五钱　茯苓二钱　猪苓二钱　泽泻二钱　茵陈五钱　桂心八分　当归二钱

加姜三片，枣二枚，水二钟，煎钟半，温服。

谨按：用白术补中健脾以燥湿，猪苓、茯苓、泽泻利小水以渗湿，茵陈清湿热以退黄，桂心通血脉以和荣卫，用当归分理气血，各归其所。

茯苓渗湿汤
治湿热壅成黄疸，小便不利，不思饮食，法当健脾疎爵，清热疎湿。

白术五钱　苍术三钱　青皮七分　橘红一钱　枳实八分　黄芩七分　黄连一钱　栀子五分　赤茯一钱　猪苓二钱　泽泻二钱　茵陈三钱

水三升，煎升半，温服。

谨按：用白术、苍术健脾燥湿，青皮、橘红、枳实等疎爵滞，芩、连、山栀等清热，赤茯、猪苓、泽泻利小便以渗湿，茵陈散湿热以退黄。

丹溪治黄疸方

疸证不必分五，同是湿热。

黄芩炒　黄连炒　栀子炒黑　茵陈　猪苓　泽泻　苍术制
青皮　草龙胆各五分

谷疸加三棱、莪术、缩砂、陈皮、神曲。

水二钟，煎八分，温服。

茵陈蒿汤

治身热鼻干，汗出，阳气上奔，小便赤涩不利，湿热
发黄。

茵陈蒿一两　大栀子三枝　大黄三钱半

上细切，作一服，水三盏，煎至盏半，温服。

茵陈大黄汤

治伤寒大热发黄，面目俱黄，小便赤涩。

茵陈蒿　栀子　柴胡　黄柏　黄芩　升麻　大黄各七分
草龙胆二分半

上细切，作一服，水一盏半，煎至一盏，温服。

胃苓汤

治脾胃不和，黄肿。如小便赤涩，加滑石。

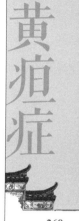

痔漏

《经》曰：因而饱食，筋脉横解，肠澼为痔。又曰：脾胃者，仓廪之官，五味出焉。大肠者，传导之官，变化出焉。若夫饱食太甚，则脾气倦甚，不能运化精微，朝伤暮损，清浊混淆，故食积下流于大肠之间而为病也。盖脾胃一虚，肺气亦乏，大肠之气亦从而虚，故肝木得以乘虚下流，而为肠风病，皆金失所养，木寡于畏之所致也。其见症名状种种不同，曰牛奶，曰鼠奶，曰鸡心，曰鸡冠，曰莲心，曰翻花，曰蜂窠，曰穿肠，曰外痔，曰内痔。名状虽有不同，皆因风、热、燥归于大肠而致。当以治血为主。大法用芩、栀凉大肠，人参、黄连、生地、槐角凉血生血，当归和血，川芎、升麻、枳壳宽肠。风邪在下，以秦艽、防风、升麻之类提之；燥热怫郁，以大黄、麻仁、枳壳之类润之。更宜慎口节欲。凡诸痔久不愈者，必至穿肠而为漏，此因痔而成漏也。治漏先须用补药，以补气血为主。

治痔漏方
四物汤加黄芩、黄柏、槐花方
治内热痔漏下血者。

当归酒洗　芍药酒炒　川芎　生地酒洗　黄芩酒炒　黄柏酒炒　槐花炒

等分，水二钟，加生姜三片，煎八分，食远服。

谨按：用生地、槐花、芩、栢清其热也，用归、芍、川芎调其血也。

四君子汤

治年高气弱，痔血不止者，或误服攻痔之药，致血大下不止而虚脱者。

人参　白术　茯苓　甘草

等分，水二钟，煎服。

谨按：参、苓、白术、甘草皆温益气之药也，有形之阴血不能急生，必赖无形之气以固之。

四物汤

治气虚不能拘摄湿热，以致下流大肠而作热症，法当补气调血为主，清理湿热为标。

人参一钱　黄芪八分　川归一钱　川芎六分　生地一钱　黄芩二钱　黄连二钱　槐花三钱　枳壳一钱　升麻七分

水二钟，煎一钟服。

谨按：用人参、黄芪补气，当归、川芎、生地调血，芩、连、槐花以清湿热，佐枳壳疎爵，升麻提气。

薰方

五倍子　朴硝　桑寄生　莲房　加荆芥

煎汤先薰后洗，又冬瓜藤亦好。

又方

翻花痔。

用荆芥、防风、朴硝煎汤洗之，次用木鳖子、郁金研末，

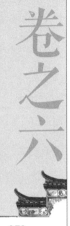

入龙脑些少，水调，傅之。或用熊胆、片脑和，贴之尤妙。

十全大补汤

治痔漏去血过多，或服寒凉太过，以致气血两虚者。

槐角丸

治痔漏通用，及肠风下血。

调经

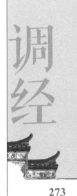

《内经》曰：女人七岁肾气盛，齿更发长，二七而天癸至，任脉通，太冲脉盛，月事以时下。然月事何以独见于媍人？盖男子属阳，气多血少；女子属阴，血多气少。故男子之血生于心，纳于肝，以次入肾而变精。女子之血亦生于心，由心经胞①络下注肝肾，其有馀者注胞络，而为月事。王冰所谓"阴盛海满而去②血"者是也。月事有调，有不调者，何也？盖冲为血海，任主胞胎，手太阳小肠之经，手少阴心之经也。此二经相为表里，主上为乳汁，下为月水，是月水洒经络之馀。若平人冷热调和，气血不伤，则冲任二脉气盛，太阳、少阴所主之血宣流依时而下，三旬一见，有似月盈则亏之义，故曰月事。若劳伤血气，寒湿③乖通④，经脉则虚，虚则邪气乘之，邪客于血，或寒或热，寒则血结⑤，湿⑥则血消。此月事因之而不调之，即《经》所谓"月事不来，胞脉闭"者是也。推其不调之证，有经闭不月者；有经绝不行者；有

---

① 胞：原作"絁"，据下文改。
② 去：延宝本同。《苍生司命·卷八·调经证》作"出"。
③ 湿：延宝本及《苍生司命·卷八·调经证》同，《方症会要》作"温"，义胜。
④ 通：延宝本同。《苍生司命·卷八·调经证》《方症会要》作"适"。
⑤ 结：底本及延宝本均作"虚"。据医理及《苍生司命·卷八·调经证》改。
⑥ 湿：延宝本与《苍生司命·卷八·调经证》同，《方症会要》作"温"，义胜。

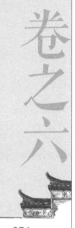

终身不月者；有先期后期，乍行乍止，血鲜血淡，疼痛带浊之不同，治当推类求之。经闭不通者，因瘀血内积，时常作痛，经闭不通，此症易治，不过一驱逐之功耳。经绝不行者，有因心事不遂，致心血亏欠，故乏血以归肝，而出纳之令枯竭。有相火妄动，煎熬真阴，薰蒸血海，名曰血枯，此症劳病多主之。有二阳之病发心脾，男子不得隐曲，妇人不月者。二阳者，胃与大肠也，胃主纳食，大肠主运化。《经》曰：食气入胃，浊气归心，淫精于脉，饮入于胃，游溢精气，上输于脾。今肠胃既病，则不运不化，心脾何所资乎？心脾无资则男不生精，女不生血。故在男子有不得隐曲，在女子则月事不行，此即经绝之候。又脾与胃为表里，久则传入于脾①，为风消②。风消者，消烁羸瘦，以脾主肌肉故也。肺与大肠为表里，久则延入于肺，为喘息奔急，以肺主气故也。兼入心则三脏二腑俱病，故曰死，不治。女人终身不月者，必便血，盖胃上口名贲门，与心相连，血错经妄行，不入肝而入胃脘，下出幽门，达小肠阑门，以次传入大肠，此秘验也。经水先期，多属血热，四物汤用生地加丹皮、芩、连、香附；血色鲜红，更主热盛，所谓热则流通，上项药倍生地、丹皮、芩、连、白芍。过期，瘦人③多是血少，四物倍熟地、当归、参、术、炙甘草、红花少许；过期血淡者属血虚挟痰，二陈加芎、

---

① 脾：底本及延宝本均作"肺"。据医理《苍生司命·卷八·调经证》改。
② 风消：底本及延宝本均作"血消"。据下文及《苍生司命·卷八·调经证》改。
③ 瘦人：延宝本同。《苍生司命·卷八·调经证》无此二字。

归、白芍、香附、阿胶。血紫者，气之热；血黑者，热之甚；血成块者，气之滞，多作腹痛。紫黑，四物用生地，加香附、芩、连、丹皮、玄胡、蒲黄；血块，用归尾、芎、芍、五灵脂、三棱、莪术、香附、桃仁、红花；腹痛甚者，加乳香、没药劫止。经行未尽而乍止，有三义：有暴怒郁结致气滞不行，宜芎、归、香附、玄胡、红花、白芍、丹皮、乌药、木香之类以行之；有形寒饮冷以致经血凝涩，宜前项药中加砂仁、炒干姜消息之；有伤寒经水适来适断，热入血室，往来寒热，似疟非疟，或昼则明了，夜则谵语，如见鬼状，俱用小柴胡。将行作痛，属气血实，一云气之滞，俱用生地、川芎、归尾、炒连、香附、桃仁、红花、玄胡、丹皮、莪术、白芷；行后绵绵作痛，属气血虚，亦用四物汤倍归身、阿胶、熟地，加参、术、红花、炙甘草以补之。亦有血行气滞，致行未尽者，宜上项药选用，仍加木香、槟榔、玄胡、香附、乌药、莪术以行之。经行带下赤白者，属湿热，宜用四物合二陈、二妙散。

凡治女病，首重调经。调经大旨不外于此，善学者临症察脉而详究之，思过半矣。

治调经方

过期饮

经水过期不行，乃血虚气滞之故，法当补血行气。

川芎八分　熟地　白芍　当归各一钱　红花七分　莪术五分香附七分　桃仁六分　木通五分　甘草　肉桂各四分

水二钟，煎一钟，服。

谨按：当归、川芎、熟地、白芍以补血，桃仁、红花行宿血，生新血，莪术攻积血，香附、肉桂导滞气，和荣卫，通血脉，加木通利窍以通经水，甘草以补中和药。

先期汤

治经水先期而来，乃血热之故，法当清热凉血为本。

生地二钱　条芩　黄连各八分　黄栢　知母各一钱　川归二钱　川芎八分　炙草七分　阿胶炒，八分　艾叶　香附各七分　白芍二钱

水二钟，煎一钟，食前温服。

谨按：用生地凉血，芩、连清热，知母、黄栢滋阴降火，归、芎、白芍养血，阿胶、艾叶止崩漏，香附理血中之气，甘草和药。

加减四物汤

直冲任虚损，月水不调，脐腹疼痛。

当归　川芎　芍药　熟苄各等分

上以水煎服。

凡妇人经候不调之症，乃属血病及一切褾症，并以此汤为主，详症加减。

加味四物汤

治冲任虚损，月水不行，肌肤发热如瘵状。

当归　地黄　芍药　川芎各一两　柴胡半两　黄芩二钱半

上㕮咀，每服四钱，水一盏，煎七分，空心温服。

柴胡四物汤

治妇人日久虚劳，微有寒热，脉沉而芤。

川芎　熟地黄　当归　芍药各一两　柴胡八钱　人参　黄

芩　甘草　半夏曲各三钱

上每服一两，水一盏半，生姜三片，煎八分，温服。

四制醋附丸

治妇人女子经候不调。

香附子去毛，一斤，作四分

一分好酒浸七日　一分童便浸七日

一分盐水浸七日　一分米醋浸七日各焙

上为末，醋糊丸，如梧子大，每服七十丸，空心食前盐

酒送下，肥人依方服，瘦人加泽兰、赤茯苓各二两。

一方

治一切瘀血为痛。

香附四两，醋爇　瓦垅①子煅，二两，煮一昼夜　桃仁二两　牡

丹皮　大黄蒸熟　当归各一两　川芎　红花各半两

上为末，蒸饼丸如梧子大，空心温酒下三五十丸。

小柴胡汤

治妇人伤风七八日，续得寒热，发作有时，经水适断，

此为热入血室，其血必结，故如疟状。

柴胡八钱　半夏二钱　人参　甘草　黄芩　生地黄各三钱

① 垅：同"垄"。

麦门冬二钱

上咬咀，每服八钱，水一钟半，姜五片，枣二枚，煎八分温服。

八物汤

治经水过后作痛，乃气血俱虚。

导痰汤

治肥盛妇人躯脂闭塞，经水二三月一行者。

逍遥散

治血气不充，以致月经不调，脐腹胀满，痰嗽潮热。

崩漏

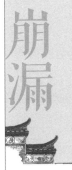
妇人崩中，由脏腑损伤，冲任二脉气血两虚而然。《经》曰：冲任者经脉之海。任脉任于前。王冰曰：任脉通，冲脉盛，月事以时下是也。故二脉平和，外循经络，内荣脏腑，何崩漏之有？若劳动过极，七情六欲内伤脏腑，则冲任之脉虚，不得约束经血，故忽然暴下若山崩然，故曰崩中。其症有虚有热，虚则渗下，热则流通，又有虚热相兼者。急则治其标，用白芷煎汤，调百草霜或棕榈灰，五灵脂半生半炒，俱酒调下二三钱。缓则治其本，气虚者补中益气加熟地、蒲黄、香附；若饮食少者，宜参苓白术散，健脾有验。血虚四物加阿胶、蒲黄、参、术。有热者适用炒芩连、黄柏，炒黑山栀、生地、地榆。脱血过甚者用地榆、棕榈灰、蒲黄、干姜、山栀、香附、五灵脂，兼凉兼止。药味必炒黑者，以黑胜红故也。东垣治崩中兼①主于寒，亦不可云无，须审脉候沉迟微细，方可选用干姜、茴香、良姜、桂、附之类，或久病得此，更宜。所谓久病非热是也。东垣论崩漏不止有三症，一症因脾胃虚损，下陷于肾，与相火合，湿热下迫，遂漏不止；一症因先富后贫，心事不足，则郁闷损脾，饮食少进，

---

① 兼：延宝本同。《苍生司命·卷八·崩漏证》作"专"。

血液不生，经自漏矣；一症因悲哀太甚，先损于肺而心胞络之脉无所营^①，亦绝于内，故火动而数溲血也。详见《兰室秘藏》。

治崩漏方

东垣立效散

治妇人室女经血过多不止，法当补血止崩漏。

川归头一两　红花九钱　莲蕊一两　茅花二钱

俱剉过，用纸包裹，泥固，火煅存性，为末，每以温酒调五钱，内加血竭末三分服。

谨按：用当归、红花养血，莲蕊、茅花止血崩。

胶艾汤

治劳伤血气，冲任虚损。水过多，淋沥不断，及妊娠调摄失宜，胎气不安，或因损动漏血伤胎，并皆服之。

阿胶炒　芎𦬼　甘草炙，各二两　艾叶炒，一两　熟干地黄白芍各四两　当归去芦，炒，一两

上㕮咀，每服三钱，水一盏，酒半钟，煎八分，空心热服。

鲜毒四物汤

治妇人经脉不住，如豆汁五色相杂，面色痿黄，脐腹刺痛，寒热往来，崩漏不止，并宜服之。

---

① 营：底本及延宝本均作"劳"。据《苍生司命·卷八·崩漏证》改。

黄连　黄栢　黄芩　山栀子　当归　川芎　白芍　熟地各一钱

用水二钟，煎一钟，去滓，食前温服。

奇効四物汤

治血崩。

四物汤

艾叶　阿胶炒　黄芩

上等分，水二钟，生姜三片，煎一钟，去滓，空心食远温服。

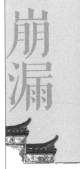

十灰丸

治崩中下血不止。

黄绢灰　马尾灰　藕节灰　艾叶灰　蒲黄灰　莲蓬灰油发灰　棕榈灰　赤松皮灰　绵灰各等分

上为末，用醋炙糯米糊丸，如梧子大，每服一百丸，米饮下。

芩心丸

治妇人四十九岁已后，天癸当住，每月却行，或过多不止。

黄芩新枝条者二两重，以米醋浸七日，炙干，又浸又炙，如此七次

上为末，醋糊丸如梧子大，每服七十丸，空心温酒下，日三次。

一方

用棕榈烧存性，为末，汤泡，酒冷淡调下三钱，空心服。

八珍汤

治妇人脏腑伤损，气血两虚，经水暴崩不止。

补中益气汤

治劳动过极，冲任二脉气血两虚，不得约束，经血忽然暴崩。

参苓白术散

治崩漏不止，脾胃虚弱，饮食减少，面色痿黄。

带下 与男子赤白浊同看

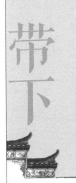

带下者，由湿痰流注于带脉而下浊液，故曰带下。赤属血分，自小肠来，湿热俱多，治宜芩、连、栀子、二妙散、丹皮、归、芍、生地；白属气分，自大肠来，湿痰俱多，治宜二陈加南星、川芎、香附、意苡①、瓦垄子、海石、蛤粉、苍白术、滑石。又肥人多痰，瘦人多热，用药亦与上彷彿②。丹溪曰：同是胃中湿热，积痰流下，渗入胞胎，宜断厚味煎炒为主，有气虚脱者，补中益气、调中益气温补兼升举之法。血虚者，四物、二妙加阿胶、贝母、香附。东垣治带下专主于寒，用干姜、良姜、木香、附子、玄胡、肉桂、乌药之类。愚谓：属湿热与痰居多，属寒者少，在临症而精察之，不可执一。

治带下方
严氏当归煎丸

治下元虚败，赤白带下，腹痛不思饮食。带下既久，精血俱伤，法当调补精血为主。

---

① 意苡：今统用"薏苡"。
② 彷彿：谓大体相似。

川归_{四两}　白芍_{三两}　赤芍_{两半}　熟地_{一两}　阿胶_{二两}　续断　地榆_{各两半}　牡蛎_{一两}

共为末，醋糊丸如梧子大，空心米清下五七十丸。

谨按：用芎归、白芍、熟地、阿胶、续断等补血益精，地榆清下焦湿热，牡蛎固滑脱。

又方

治肾元亏败，湿痰乘虚下流而为带下，法[1]当补肾清热，燥湿豁痰。

黄柏_{一钱}　橘红_{八分}　半夏_{一钱}　茯苓_{一钱}　苍术_{二钱}　川芎_{八分}　牛膝_{一钱}　甘草_{五分}　南星_{一钱五分}

水二钟，姜三片，煎一钟，食前服。

谨按：用黄柏滋阴补肾，橘红、半夏、南星等豁痰，茯苓、苍术等理湿，川芎、牛膝等行秽积之血，甘草缓中和药。

一方

一妇人白带兼风痛。

半夏　茯苓　川芎　陈皮　甘草　苍术　黄柏_{酒炒}　南星　牛膝_{酒洗，等分}

咬咀，水煎，空心服。

补宫丸

治妇人诸虚不足，久不妊娠，骨热形羸，崩中带下，并宜服之。

---

① 法（fǎ法）：同"法"。

鹿角霜　白茯苓　香白芷　白术　乌贼鱼骨　白薇　白芍药　牡蛎煅　山药各等分

上为末，面糊丸，如梧子大，每服五十丸，空心米饮送下。

二陈汤

治胃中瘀积湿痰，渗入膀胱，以致带下。

四君子汤

治气虚白带。

四物汤

治下元虚败，阴血虚耗，以致带下。

八珍汤

治气血两虚而成赤白二带。

补中益气汤

治七情内伤，使下元虚惫，以致湿热痰积，乘虚下流而成带下。

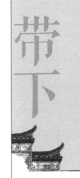

胎前诸症

胎前有三禁：不可汗，若发汗者，如伤寒下早之症；不可下，若下者则脉数，已动于脾；不可利小便，若利小便则内亡津液，胃中枯燥。宜清热养血为主。故白术、条芩迺安胎之圣药也。茺蔚子活血行气，有补阴之妙，名曰益母，以其行中有补也。胎前无滞，产后无虚，均宜服之。堕胎乃血气虚损，不能荣养胎元而然，亦有内多邪热，致血气沸腾，胎不宁静，久当自落者；又胎气系于脾土，虚则蒂无所附，故落者。治宜以白术、条芩为丸^①，一以健脾，一以清热，气血和平，胎亦宁静。古方用续断、杜仲为丸，盖取大补肾气，使肾气充足，托住胎元，永不堕矣。老师二方间服，妙不可言。至九月、十月改服益母丸等药。胎前^②有虚有热，四物加阿胶、白术、条芩、麦冬、陈皮、人参、续断、益母草，腹痛用白芍^③、条芩、砂仁，腰痛宜杜仲、续断、砂仁、艾叶，非月数多者不可多用。

---

① 为丸：延宝本同。《苍生司命·卷八·崩漏证》作"为主"。
② 胎前：底本及延宝本均作"胎漏"。据《苍生司命·卷八·胎前诸证》及上下文义改。
③ 白芍：延宝本同。《苍生司命·卷八·胎前诸证》作"玄胡"。

胎前诸症

子肿者谓怀孕或手足或遍身浮肿是也。安胎养血为主，加茯苓皮、生姜皮、桑白皮之类，轻者不须治，产后肿自消。

子烦者谓怀孕心烦热闷，烦燥不安是也，治宜麦冬、知母、山栀、条芩，仍兼四物。

子淋者怀孕小便涩少淋沥，用片芩、车前、木通、灯草、赤茯苓。凡利小便，亦宜斟酌，不可太过。

子痫者，妊娠中风，头项强直，筋脉挛急，言语蹇涩，痰涎拥盛，或时发搐，不省人事，治宜羚羊角散。

子悬者，妊妇胎气不和，凑上心腹，胀满疼痛，治宜紫苏饮加炒山栀、黄栢、香附。

子瘖者，妊妇忽然失音，不能言语。《内经》曰：子瘖者逦[①]胎气使然，当十月复。非药可疗，故不用服药，产后自能言。

子晕者，妊妇忽然卒倒，殭[②]仆不知人事，少顷即甦，宜葛根汤。若气血两虚，八物加阿胶、陈皮。

恶阻者，妊中恶心呕哕，由血阻痰亦阻，故恶心，饮食不进，多从痰治。二陈汤，小半夏茯苓汤加条芩、藿香、苍术、白术，月数多者，去半夏，用贝母。

---

① 逦：原作"迴"，据文义改。
② 殭：僵硬。

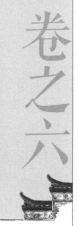

治胎前诸证方

固胎饮

治妊妇气血不充，以致胎元不安，法当调理气血为主。

人参二钱　白术二钱　甘草五分　橘红七分　黄芩八分　砂仁六分　归身一钱半　熟地一钱　白芍　川芎各七分

水二钟，煎一钟，如血虚胎动，加阿胶。

谨按：用人参、白术、甘草、橘红调气，归身、熟地、芎、芍养血，黄芩清热，砂仁疎欎。

安胎饮

治胎气不安，腰腹作痛，饮食无味，此乃气血蓄聚成胎，中气不健，以致欎热之气触动胎元，理宜调养气血，清理郁热。

人参　白术各二钱　甘草五分　归身一钱　白芍八分　川芎七分　条芩①一钱

水二钟，煎一钟，温服。

谨按：用人参、白术、甘草调气，归、芎、芍药养血，橘红、砂仁、紫苏行欎，条芩清热。

束胎散

第八个月可服。

炒黄芩夏一两，春秋七钱半，冬五钱　白术二两，不见火　陈皮三两　茯苓七钱半，不见火

上为末，粥丸，如桐子大，每服五六十丸，食远温水送下。

---

① 条芩：据下文"谨按"内容，疑脱"橘红、砂仁、紫苏"三味药和剂量。

达生散

又名束胎散。

大腹皮三钱　人参　陈皮各五分　白术　芍药各一钱　紫苏叶，半钱　甘草炙，二钱　归身尾一钱

上作一服，入青葱五叶，黄杨脑七个，此即黄杨树叶梢儿也。或加枳壳、砂仁，以水煎，食后服。

金匮当归散

妊娠宜常服之。

当归　川芎　白芍　黄芩各一两　白术半两

上五味为末，酒饮调服方寸匕，日二次。或用酒糊为丸，如梧桐子大，每服五十丸，茶汤任下，空心食前服，日三次。

此方养血清热之剂也，瘦人血少有热，胎动不安，素曾半产者皆宜服之，以清其源而后无患也。

谨按：妇人有妊娠，则碍脾，运化迟而生湿，湿而生热，古人用白术、黄芩为安胎之圣药，盖白术补脾燥湿，黄芩清热故也，况妊娠赖血培养，此方又加当归、川芎、白芍以补血，尤为备也。服此剂之后，尤为易产，所生男女，兼无胎毒，则痘疹稀少，无病易育而聪明智慧，不假言矣！此端本澄源之事也，累试累验。

黄芩汤

治妇人孕胎不安。

白术　黄芩各等分

上为末，每服二三钱，水二钟，入当归一根，同煎至一钟，温服。

谨按：白术、条芩，安胎之圣药，白术益脾，能培万物之母，黄芩泻火，能滋子户之阴，故曰安胎。

又方

安胎。

白术上　黄芩上　神曲炒中

上为末，粥丸服。

催生神妙佛手散

治妇人妊娠五七月，因事筑磕着胎或子死腹中，恶露下，疼痛不已，口噤欲绝，用此药探之，若不损则痛止，子母俱安，若胎损，立便逐下。

当归六钱　川芎四钱

用水一钟半，煎令泣欲干，头酒一大盏，止煎一沸，去滓温服，口噤灌之。如人行五里再服，不过三五服便生。

催生如圣散

黄葵花不以多少，焙干

上为末，热汤调下三钱，神效。一或有漏血胎脏干涩，难产痛剧者，并进三服，良久腹中气宽胎滑，即时产下。如无花，只以蜀葵子研烂小半合，以酒调犹妙。

一方

治产难。

用腊月兔头一枚，烧灰为末，葱白汤调二钱，立生。又或吞鸡子黄三个，并少苦酒，服之立生。

天麻①丸　即益母丸

治胎前产后一切褥症。

天麻即益母草，六月间连根采，阴干

上为末，不拘多少，炼蜜为丸，如龙眼大，每用温酒或米汤化下一丸。

胶艾汤

治妊娠或因倒仆胎动不安，腰腹疼痛。

熟地黄洗　艾叶炒　白芍药　川芎　黄芪去芦　阿胶蛤粉炒成珠　当归去芦，酒浸　甘草炙，各一两

上咬咀，每服四钱，水一钟，姜五片，枣一枚，同煎，去滓，空心服。

杜仲丸

治妊娠三两月，胎动不安，防其欲堕，预宜服之。

杜仲去皮，剉，姜汁炒去丝　川续断酒浸，各二两

上为末，枣肉煮烂，杵，和为丸，如桐子大，每服三十丸，米饮下。

旋覆花汤

疗妊娠六七月间，胎不安常处，亦名阻病。

旋覆花一两　厚朴　白术　枳壳　黄芩　茯苓各三两　半夏炒，一方无　生姜　芍药各二两

上咬咀，每服一两，水钟半，煎一钟，去渣温服，食前

---

① 天麻：指"野天麻"，即"茺蔚""益母草"。

忌羊肉。

半夏茯苓汤

治妊娠恶阻，恶闻食气，胸隔痰逆呕吐。

旋覆花　陈皮去白，麸炒　桔梗　白芍药　人参去芦　甘草炙　川芎各半两　半夏泡七次，二钱半　赤茯苓　熟苄各七钱

上㕮咀，每服四钱，水一钟，姜四片，煎七分，空心热服。

羚羊角散

治妊娠中风，头项强直，筋脉挛急，言语蹇涩，痰涎不利，或时发搐，不省人事，名曰子痫。

羚羊角镑　五加皮　酸枣仁炒　独活各五分　薏苡仁　防风　当归　川芎　茯神　杏仁各四分　木香　甘草各二分

上㕮咀，每用四钱，水一钟，姜五片，煎七分，不拘时服。

四物汤加芩连姜夏方

治子痫。

当归　川芎　芍药　熟地黄　黄芩　黄连　半夏　生姜①

水二钟，煎八分，温服。

全生白术散

治妊娠面目虚浮，肢体肿如水气，名曰子肿。

白术一两　生姜皮　大腹皮　陈皮　白茯苓皮各半两

---

① 当归至生姜：原方各药无剂量。

上为末，每服二钱，米饮下，不拘时服。

五皮散

治胎水，寻常脾虚肿满。

大腹皮　桑白皮　茯苓皮　生姜皮　陈皮_{等分}

上咬咀，每服八钱，水一钟浓磨木香，水一钟同煎至八分，温服。

安荣散

治妊娠小便涩少，遂成淋沥，名曰子淋。

麦门冬_{去心}　通草　滑石_{各三钱}　当归_{去芦，酒浸}　灯心甘草_{各半两}　人参　细辛_{各一两}

上为末，煎麦门冬汤调下。

紫苏饮

治胎气不和，凑上心腹，胀满疼痛，谓之子悬。

大腹皮　川芎　白芍药　陈皮_{去白}　紫苏叶　当归_{去芦，酒浸，各一两}　人参　甘草_{各半两}

咬咀，每服四钱，水一钟，生姜五片，葱白七寸，煎服。

竹叶汤

治妊娠心惊胆怯，终日烦闷，证曰子烦。

白茯苓_{四两}　防风　麦门冬_{去心}　黄芩_{各三两}

上咬咀，每服四钱，水一钟，竹叶五片，煎服，不拘时。

参术散

治妊娠转胞。

四物汤四钱加　人参_{八分}　白术_{八分}　半夏_{姜制，五分}　陈皮_{八分}　甘草_{三分}

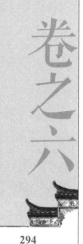

上㕮咀，入生姜煎，空心服。

芎苏散

治妊娠外感风寒，浑身壮热，眼晕头旋，心胸烦闷。

紫苏叶　川芎　白术　白芍　麦门冬_{去心}　陈皮_{去白}　干葛_{各二两}　甘草_{炙，半两}

上㕮咀，每服四钱，水一钟，姜五片，葱白二寸，煎服。

八物汤加阿胶陈皮

治气血两虚，忽然卒倒，殭仆不知人事，名曰子晕。

产后诸症

《要畧》曰：新产妇有三病，一曰病痉。病痉者，发热恶寒，或口眼歪斜、角弓反张[1]等症。此是气血大虚使然，参、芪、归、术、炙甘草、陈皮、肉桂、炒黑干姜、熟地，大剂温补。左手脉不足，补血药重；右手脉不足，补气药重，切不可用小续命发表之剂作中风治。二曰病郁冒。郁冒者，或浴身沐[2]发，离褥太早，致感冒风寒湿气而然。宜参、术、归、芎为君，加荆芥、柴胡[3]、紫苏、防风、羌活等药选用，切不可大发表，致损元气。血冒[4]者清魂散加归身、陈皮。三曰大便难，大便难者以气血虚，亡津液，故肠胃燥涩也，虽五七日不解不妨，治宜八物去芍药，倍归尾、地黄，使之渐润流通，切禁疏刷利药。惟血气未大虚者，方可少服麻仁丸。一法芝麻一撮，捣碎入煎药内，服之即流利。产后恶寒发热腹痛者，当去恶血，有恶血，腹必满，若腹不满者，非恶血也。治血刺痛用当归，乃和血之法。若因积血而刺痛者，宜桃仁、红花、当归头之类。恶露不尽，小腹作痛，名儿枕

295

---

① 角弓反张：底本及延宝本均脱。据《苍生司命·卷八·产后诸证》补。
② 沐：底本及延宝本均作"浴"。据理及《苍生司命·卷八·产后诸证》改。
③ 柴胡：延宝本同。《苍生司命·卷八·产后诸证》无此药。
④ 血冒：延宝本同。《苍生司命·卷八·产后诸证》作"郁冒"。

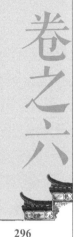

痛，用五灵脂、香附、红花炒蒲黄、当归、白术、干姜、肉桂、玄胡，有验。或用醋炒桃仁、白芍、甘草、粟壳、香附者，酸以收之之义也。新产后七[①]日内，禁用白芍，以其酸寒能收[②]发生之气也。产后补虚用参、芪、归、术、陈皮、炙甘草、川芎。如发热，轻则加茯苓淡渗之，其热自除；重则加干姜。夫大热用干姜，何也？盖此热非有馀之邪热，迺阴虚生内热耳。盖干姜能入肺分，利肺气，又能入肝分，引众药生血，然必与补阴药同用。此造化之妙，非知者不足以语此也。产后症候多端，或乍寒乍热，似疟非疟；或大热头疼，体痛如伤寒状；或卒中口噤，如痉如痫；或左瘫右痪，角弓反张；或妄言见鬼，心神恍惚；或耳目口鼻忽觉黑气，如烟薰之状；或腹中痛，绵绵不已。以上诸症，若非恶露未尽，即是劳伤气血，大虚之症也。丹溪曰：凡产前当清热养血为主，产后宜大补气血为要，虽有襍症，以末治之。此确论也。虽然亦有妇人原体壮盛，虽产后气血犹未虚耗者，亦不可纯用温补重剂。善治者朌脉察候，合宜而行之，斯得之矣。

治产后诸症方

增减四物汤

治产后晚间发潮热，此乃血虚生热也，法当养血清热。

---

① 七：延宝本同。《苍生司命·卷八·产后诸证》作"十"。
② 收：原阙，据延宝本补。《苍生司命·卷八·产后诸证》作"伐"。可参。

归身二钱　川芎　生地各一钱　柴胡八分

水一钟半，煎半钟温服。

谨按：用当归、川芎、生地生阴血，柴胡以清潮热。

丹溪愈风汤

治产后口噤，牙关紧，手足瘛疭，角弓反张，此乃亡血，遇多筋失所养，表虚感寒所致，治以养血散风。

当归　荆芥穗兼止产后血晕，各二两

上为末，再以大黑豆不拘多少炒焦，角好酒沃之。去豆，用酒调服三五钱，或童便调服亦可。

谨按：用当归养血，荆芥通利血脉以驱风。

又方

治产后诸症，理宜补养为主。

人参三钱　白术二钱　茯苓一钱　川芎八分　甘草五分　陈皮七分

水二钟，煎一钟，温服。

谨按：用参、术、茯苓、甘草补中益气，用川芎、归芍养血活血，陈皮调导滞气。

芎归汤

治产后去血过多，晕烦不省，一切去血并宜服之。

芎劳　当归去芦，酒洗，焙，各等分

上㕮咀，每服四钱，水一钟，煎七分，去滓，不拘时，热服。

黑神丸

治妇人产后恶露不尽，胞衣不下，血气攻心，眩晕等症。

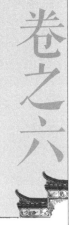

黑豆炒，半斤　熟地黄　当归去芦，酒浸　肉桂去皮　干姜炮
甘草炙　芍药　蒲黄各四两　济生方去蒲黄加附子

上为末，每服二钱，热酒调下，入童子小便犹佳。

谨按：败血见热则行，见寒则凝，理也。此方姜、桂俱
用，已是热矣，而"济生"又加以附子，不无热之太过乎，
世俗好温恶寒之弊，于此见之也。

涌泉散

因气乳汁少。

瞿麦穗　麦门冬去心　王不留　紧龙骨　穿山甲炮黄，各
等分

上为细末，每服一钱，热酒调下，先食猪蹄羹，后服药，
以木梳左右乳上梳三十馀，一日三服。

猪蹄汤

治妳①妇气少，力衰脉涩不行，绝乳汁。

猪蹄一只　通草五两

上将猪蹄净洗，依食法事治，次用水一斗，同通草浸煮，
得白五升，取汁饮之。

独参汤

治产后血晕，不省人事。

人参二两

水一升，煎半升，温服。

---

① 妳（nǎi乃）：同"嬭"。"嬭"，"奶"的古字。同"奶"。

当归补血汤

治产后无乳。

当归二钱　黄芪一两　葱白十枚

水煎服。

红花酒

治胞衣不下。

红花一两，炒　清酒五爵，沃之，温服。

桃仁、红花、苏木、玄胡索、肉桂、山查、蒲黄。考产后有瘀血流于子户作痛者，宜四物汤加上件。

醋炭薰鼻法

凡血晕不省人事者，急治炭火，以酽醋沃之，使醋气薰蒸入鼻，则能收敛神气，自然精爽。

四君子汤

治产后气虚，右手脉不足。

四物汤

治产后血虚，左手脉不足。

八珍汤

治产后气血两虚。

十全大补汤

治正产之后气血虚耗及小产者。

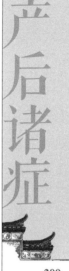

五脏之气绝于内论

或谓五脏之气绝于内者，利不禁下①，甚者手足不仁，何谓也？师曰：五脏者，心肝脾肺肾，皆阴也，荣气亦阴也。平人五脏气旺协和，荣气主维于其内，故血液充，阴精固，大便润，小便长，奚病焉？惟夫火邪燔炽而五脏齐枯，五行相克而七传②者死，此五脏之气矣也。五脏既绝，则荣气③无所管摄而陷下不禁，在劳病则肠垢虚脱，在恶利则洞泄异常，血气虚陷，手足自尔不仁，此症之极危者也，阴气已绝故也。或又言曾见痢疾，每下百度，昼夜无休，完谷不化，下体麻木，治之可生，毋亦脏气绝而犹有可救者欤？师曰：此非脏气绝也，症虽相似而寔殊者也。此人春夏受热，藏于脏腑，后出肠胃，火性暴烈，奔迫后重。河间所谓火性疾速，不容停留胃中者是也。其完谷不化非胃气绝也，仲景所谓"邪热不杀谷"者是也。下体虽麻木而犹未至于手足不仁，不仁则并麻木而不知也；势虽急而犹未至不禁，不禁则上无胀闷，中无痛楚，下无奔迫，但孔如竹筒，漫④无约束，直流不休，诃子、粟壳咸无功矣，虽有卢扁，将安施乎！

---

① 利不禁下：延宝本同。《苍生司命·卷八·五脏气绝论》作"利下不禁"。
② 七传：延宝本同。《苍生司命·卷八·五脏气绝论》作"亡传"。
③ 荣气：延宝本同。《苍生司命·卷八·五脏气绝论》作"荣卫"。
④ 漫：底本及延宝本均作"浸"。据《苍生司命·卷八·五脏气绝论》改。

六腑之气绝于外论

　　或谓《要畧》曰：六腑气绝于外者，手足寒，上气脚缩。何谓也？师曰：六腑者，胃、大肠、小肠、膀胱、胆、三焦，皆阳也，卫气亦阳也。平人六腑之气旺，故合卫气以流行于一身，护皮毛，温手足，气和平而足舒畅，奚病焉？若夫病久损深，六腑之气渐绝，或暴病虚脱，六腑之气断绝。内阳既绝，则卫气无所禀受，而与之俱绝，手足之寒宜矣。阳气一乱，则气逆上而不平，无阳养筋，则脚挛缩而不畅①，此病之极危者也，阳气已绝故也。或又言常见人有手足寒，气逆上，脚拘挛，治之得愈，毋亦腑气绝而犹有可救者欤？师曰：此非腑气绝也，症相似而寔不同者也。按《内经》有言，阳气衰于下者为寒厥，阴气衰于下者为热厥。手足寒，迺厥证也。《经》有言，不得卧而息有音者，阳明之脉逆也。起居如故而息有音者，脉之络脉逆也。是上气逆也。又言，湿热不攘，大筋短耎②，小筋弛长，短耎为拘，弛长为痿。脚缩者，湿热病也。兹三③者皆非气绝也，迺暴病有馀之证也，邪寒④

---

① 畅：延宝本同。《苍生司命·卷八·六腑气绝论》作"伸"。

② 耎：同"软"。

③ 三：底本及延宝本均阙。据《苍生司命·卷八·六腑气绝论》补。

④ 邪寒：延宝本同。《苍生司命·卷八·六腑气绝论》作"邪火"。

阴寒之所为也。故观兹症者，当以脉辨之，阳绝之脉必漫如滴水，浮如蛛丝，或散，或微，或绝，岂若三病有馀①之脉，神气犹存者乎。

　　以上二症，病虽相似，而虚实生死诚为不同，辨之不可不精。

---

① 馀：底本及延宝本均作"之"。据《苍生司命·卷八·六腑气绝论》改。

校后记

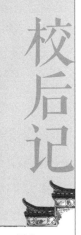

校后记

　　《医学入门万病衡要》，以下简称《万病衡要》，共有以下版本：①清顺治十二年乙未（1655）序刻本；②清顺治十二年乙未（1655）序刻本（缩微胶卷本）；③日本延宝五年丁巳（1677）唐本屋喜右卫门刻本；④日本天和三年癸亥（1683）伊藤五郎兵卫刻本。1985年，中医古籍出版社据日本延宝五年刻本出版了影印本。2016年，中华书局《海外中医珍善本古籍丛刊》将日本内阁文库藏清顺治十二年序刻本影印出版。

　　从时间上看，清顺治十二年序刻本为最早，扉页牌记有"太医院秘本""洪参岐先生编辑""医学入门万病衡要""回春馆刊行"字样。次为上官铉序，落款顺治乙未菊月。再为洪正立自序医学引言，未写明撰年。

　　全书四周单边，白口，上黑鱼尾，上书口有"洪参岐医衡"字样。每半叶10行，每行20字。卷一卷首在"晋翼上官铉玉之甫鉴定"之下写有"云林龚廷贤原辑"，应为书商剜改。

　　延宝五年刻本与天和三年刻本之底本均为清顺治十二年

序刻本。其中延宝本牌记的"洪参岐先生编辑"被替换为"龚廷贤先生，洪正立先生编辑"，应是受清顺治本剜改之误导。值得一提的是，此书后有松下见林所撰"医学入门衡要后序"。后序中，松下对"一本题曰龚廷贤原辑，亦曰洪正立编录"之事也进行了探讨，并认为是"依序文则为洪氏作也，思龚氏之遗书而洪氏编录者欤"。从"书肆长利欲刊行之，请训点于余……故加和训，并校正以付于梓云尔"的文字看来，松下见林对本书除添加日本的训点符号外，还曾予以校正。从内容上讲，延宝本确有校正痕迹，多是对简单讹字加以改正。

天和三年本与延宝本几乎相同，仅删去松下后序，末页署明"天和三年龙集癸亥中夏上浣日，书肆伊藤五郎兵卫绣梓"。中国中医科学院图书馆所藏天和本牌记，为手工描摹而成，与延宝本同。至于是图书馆收藏后修复所为，还是古书原有，则不得而知。

在"医学引言"中，洪正立号称此书"温暑则纂刘河间《原病式》，伤寒以《陶氏六书》为主，并参《伤寒论》《活人》《百证》《仁斋直指》等方，内伤杂病纂东垣、危氏，各效名方，及丹溪用药总法。女科以《妇人良方》为主"。但在实际点校过程中，我们发现，本书除"伤寒"一篇外，其余医论明显借鉴自《苍生司命》。作者虽未在序中言明，但卷一的首篇"中风真中类中论"开篇一句便是"花溪老人云"，文中更有多处"师云""师曰"，后接《苍生司命》理论内容，显示了这些内容来自于虞抟所撰的《苍生司命》的事实。因洪正立相关资料不多，除《医籍考》引《赖古堂藏弄集》的"周亮工曰：歙人洪参岐以医名吾梁"外，我们无从了解他的生平，亦不知他是否曾师从或私淑虞抟。至于"医学引言"，与《医学入门》之序十分相似，但本书其他部分，则又与《医学入门》并无相似之处。

由此可见，《万病衡要》一书主要价值在于整理，采用《苍生司命》的证候分类方法和理论文字内容，但方剂却与《苍生司命》不同。

从书中多处的将《苍生司命》所言冠以"师云""师曰"来看，洪正立对虞抟的《苍生司命》十分推崇，在此前提下，他依然有选择地保存《苍生司命》的内容，必然是有意为之。其中补入伤寒门并另择方剂编录的做法，无形中反映了洪正立的学术思想。

其思想主要体现在：

1. 补入伤寒内容，强调其重要性。

虞抟在其著作《医学正传》中已有论述伤寒的专篇，故在《苍生司命》中未立"伤寒门"，而是提出将"风寒感冒"另立一门，放在首卷，与其余病证区分开来。

《万病衡要》虽大部分内容取自《苍生司命》，却并未继承虞抟的"风寒感冒"门，而是另行补入"伤寒门"，且立于卷一。

可见：

①洪正立在编写过程中，认为"万病"之中不能不设伤寒门，便弃《苍生司命》的"风寒感冒"不用，而重新编写

伤寒医论，补入书中。

②虞抟在《苍生司命·首卷·风寒感冒》中写道："伤寒自有专门，必究心仲景……今以六经表里，另为一门，附寻常感冒，以便按方疗治。若真正伤寒，幸勿轻易，当于专门中求之可也。"

从以上内容可看出，虞抟并未将风寒感冒视为"真正伤寒"。而洪正立在编写时，并未继承此观点，《万病衡要》医论虽摘抄自虞抟著作，但对于观点存在分歧之处，洪正立并非原样摘录，而是依自身思想，另行编录。

2. 继承虞抟思想，发挥《伤寒六书》。

该医论仍继承虞抟《医学正传》论述伤寒的部分内容，如："有四时感冒，新受风寒之轻症。头疼体痛，恶寒发热等候，当作感冒处治，宜用九味羌活汤加减。"

"又有伤寒挟内伤者，十居八九。东垣云：谓内伤者极多，外伤者间而有之。《经》曰：邪之所凑，其气必虚，宜用补中益气汤，从六经所见之证加减"的辨外感、内伤法，又从《医学正传》一脉相承。

这些均保持了全书取法虞抟的风格一致性。

在此之外，《万病衡要》另补入了陶节庵《伤寒六书》的"伤寒无补法"理论。"又见近时外感阳证，伤寒无内伤者，用仲景法而误用补中益气汤，补住邪气，多致不救"似是又驳斥了东垣的温补学说。

在伤寒的治法上，本书继承的是《伤寒六书》的"凡治伤寒，若汗下后，不可便用参、芪、白术大补，宜用小柴胡汤加减和之，若大补，使邪气得补而愈盛，复变生他症矣"思想，认为"如曾经汗下，后果是虚弱之甚，脉见无力者，方可用甘温之剂补之"。在汗下失治后才考虑温补，认为"此为良法"。

篇末，著者写道："学者当观仲景《伤寒论》及陶节庵《伤寒六书》"则又再次表明了观点。由此我们可以看出，对于颇多争议的"伤寒无补法"观点，洪正立更偏向陶节庵的思想。

这种学术倾向，实际表达了洪正立的医学思想，而这若没有广泛的临床经验和深刻的理论认识作基础，是做不到的。

3. 另择方剂，编入各门。

《万病衡要》的医论部分多直接引自《苍生司命》，但方剂部分却没有沿用《苍生司命》所录，而是另择他方，编入各自对应方论之下。

这些另编入的方剂，或选方与《苍生司命》不同，或选方相同、方剂配伍不同。最重要的是，方后附有"谨按"，详述方解。如小续命汤，"谨按：用肉桂、麻黄通血脉，开腠理，助防己、防风以散风，人参、杏仁以救肺，川芎、白芍以养血，黄芩胜热，甘草和药，佐附子引诸药，以行经络，兼善散风。"

目前这些方剂来源于何处，"谨按"是否为洪正立原创，尚需考证。但"谨按"的内容对于读者更加深入理解方剂配伍、用药原则，是有极大帮助的。

值得一提的是，《万病衡要》所选方剂，大量采用"咬咀”加工方法，如伤寒名方麻黄汤、桂枝汤、葛根汤等，在《万病衡要》中均有“㕮咀”工序，而这甚至在《伤寒论》中都是没有的。这“㕮咀”或为洪正立所原创，或为其继承别家思想，不论哪种，都显然体现了洪氏自身的学术特色。

关于“㕮咀”之法，现代理解或认为是将药口嚼，或认为是以器械磨碎，也有以上二说都不认同，而另持他说者。本书中的“㕮咀”是哪种方法，洪正立为何在方剂中强调此法，值得我们做更深入的研究考证。

与本书相比，吴迈的《方症会要》清刻本（1756年）年代更晚，与《苍生司命》的相似程度更高，内容也相对较少。可以断定，本书与《方症会要》的医论部分，应同取自《苍生司命》，而《万病衡要》选择补入伤寒门和另编方剂，一定程度上体现了著者洪正立自身的学术理念，也令本书的价值成就在一定范围内高于纯搜集、整理类医书的价值范畴。

校注者：陆翔　张若亭

2017年12月

方名索引

314

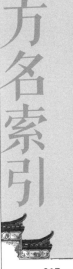

十二画

十三画

方名索引

方名索引